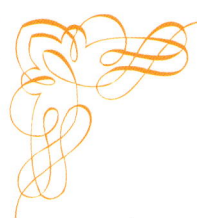
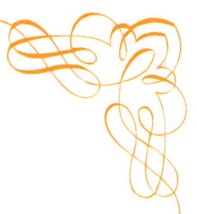

_____ 님께

삶을 즐기시는 소중한
그대에게

_____ 드림

당신은 제게 가장 소중한 사람입니다.
당신이 이 책을 읽고 저와 맺은 좋은 인연이
계속 이어지길 소원합니다.

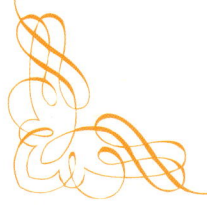
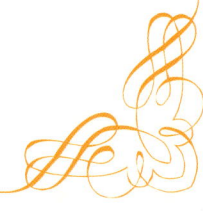

산에서 길을 잃다

초판 1쇄 인쇄	2016년 7월 1일
초판 1쇄 발행	2016년 7월 5일

지은이	용암 최유승(봉식)
펴낸이	金泰奉
펴낸곳	한솜미디어
등록	제5-213호

편집	박창서 김수정
마케팅	김명준
홍보	김태일

주소	㈜ 05044 서울시 광진구 아차산로 413(구의동 243-22)
전화	(02)454-0492(代)
팩스	(02)454-0493
이메일	hansom@hansom.co.kr
홈페이지	www.hansom.co.kr

값 13,000원
ISBN 978-89-5959-447-4 (03480)

* 잘못 만들어진 책은 구입하신 서점에서 친절하게 바꿔드립니다.

식물연구가가 전하는
한반도의 약초와 산 이야기

산에서 길을 잃다

최유승(봉식) 지음

한솜미디어

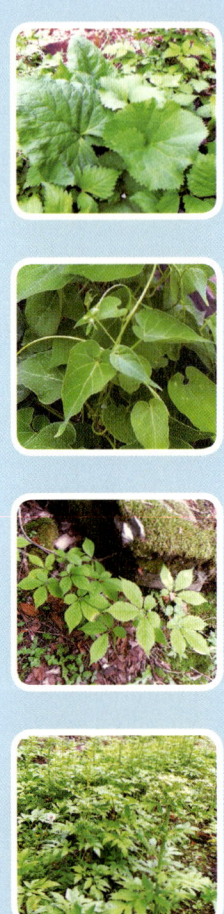

| Prologue |

우리나라도 이제는 주 5일 근무가 점차 자리를 잡으면서 주말이면 등산을 즐기는 인구가 많이 늘었습니다. 그러다 보니 저녁 뉴스에는 사고 소식도 곳곳에서 많이 일어나고 있습니다.

저자는 뉴스를 보면서 산을 좋아하는 우리의 소중한 이웃과 사랑하는 연인들, 부모 형제 그리고 무엇보다 내게 가장 소중한 당신이 무사히 등산을 즐기고 다시 우리 품으로 돌아와 주기를 바라는 마음에서 이 글을 쓰기로 하였습니다. 많이 부족하지만 이 글을 읽은 독자 중 단 한 사람이라도 조난의 위험 속에서 살아와 준다면 그것보다 더 큰 보람은 없을 것 같습니다.

산에서 길을 잃지 않고 쉽게 찾아올 수 있는 비법과 야생동물을 피하는 방법, 길을 잃었을 때 쉽게 벗어날 수 있는 대처 방법들에 관하여 대화로 풀어놓았습니다.

끝까지 읽으시고 지혜로운 산악인이 되시어 오랫동안 사랑하는 가족과 건강하고 행복한 삶이 되시길 빌어봅니다.

| 차례 |

1부 : 산에 살어리랏다

1. 산에서는 겸손해야 살아남는다 _ 11
2. 산에서 이렇게 물을 찾아라! _ 22
3. 5월에는 멧돼지를 조심하라 _ 48
4. 토끼를 줄로 묶어놓았어야죠 _ 73
5. 계곡에서 야영하다 겨우 죽음을 면하다 _ 99
6. 장마철에 이런 산은 절대 피해야 한다 _ 111
7. 빗속의 산행 _ 117
8. 나뭇가지에 맞아 별이 보였다 _ 123
9. 겨울 산행 _ 130
10. 돌연변이 난을 찾아라! _ 137

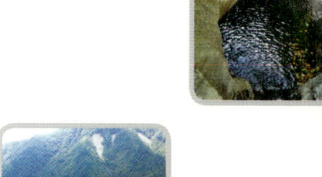
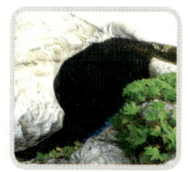
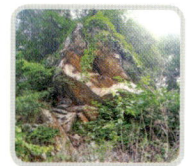
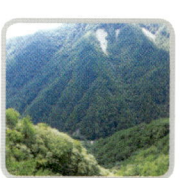
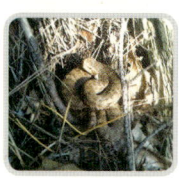
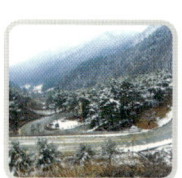
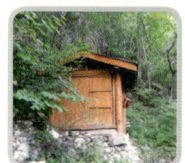
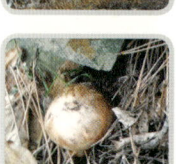

2부 : 한반도의 산약초들

가시오가피 147 _ 가중나무 뿌리껍질(저근피) 148 _ 가지 149 _ 갈대 150 _ 감 151
감제풀(호장근) 152 _ 개나리 153 _ 개다래나무 154 _ 개미취 155 _ 겨우살이 156
고본 157 _ 곤드레나물 158 _ 곰취 159 _ 귤껍질(진피) 160 _ 까마중 161
꽈리(산장) 162 _ 나팔꽃 163 _ 냉이 164 _ 노간주나무 165 _ 누리대 166
느릅나무 167 _ 달래 168 _ 담쟁이 169 _ 당귀(승검초) 170 _ 대추 171 _ 더덕(사삼) 172
도꼬마리 173 _ 도라지(길경) 174 _ 두릅나무 175 _ 둥글레 176 _ 땅두릅(독활) 177
마(산약) 178 _ 마가목 179 _ 마늘 180 _ 만병초 181 _ 맥문동 182 _ 머위 183
명아주 184 _ 무 185 _ 물푸레나무 186 _ 박하 187 _ 반하 188 _ 밤나무 189
백목련 190 _ 버드나무 191 _ 벚나무 192 _ 복령대 193 _ 부들 194 _ 비듬나물(비름) 195
뽕나무 196 _ 산삼 197 _ 산딸기(복분자) 199 _ 삼지구엽초 200 _ 생강나무 201
세신 202 _ 솔쟁이(소루쟁이) 203 _ 속단 204 _ 수영 205 _ 승마 206 _ 시호 207
쑥 208 _ 아가위 209 _ 야관문 210 _ 어린 보리 211 _ 엄나무 212 _ 엉겅퀴(대계) 213
오미자 214 _ 용담초 215 _ 으름덩굴(목통) 216 _ 은행 217 _ 익모초 218 _ 인동초 219
작약 220 _ 잔대 221 _ 잣(해송자) 222 _ 전나무 223 _ 접시꽃 224 _ 조릿대 225
지치 226 _ 질경이 227 _ 찔레나무 228 _ 차조기(차즈기) 229 _ 참나리 230 _ 천궁 231
천남성 232 _ 천마 233 _ 칡 234 _ 파뿌리 235 _ 하고초 236 _ 하수오 237
할미꽃 239 _ 화살나무 240 _ 황경피(황백) 241 _ 흰 민들레 242 _ 흰 봉숭아 243

〈곡물류 모음〉

기장쌀(서미) 244 _ 녹두(록두) 244 _ 메밀 244 _ 메좁쌀(황량미) 245 _ 밀(소맥) 245
보리(대맥) 246 _ 붉은 팥(적두) 246 _ 수수쌀(출촉) 246 _ 쌀(경미) 247
옥수수(옥촉서) 247 _ 율무쌀(의이인) 247 _ 좁쌀(속미) 248 _ 찹쌀(나미) 248
콩(대두) 248

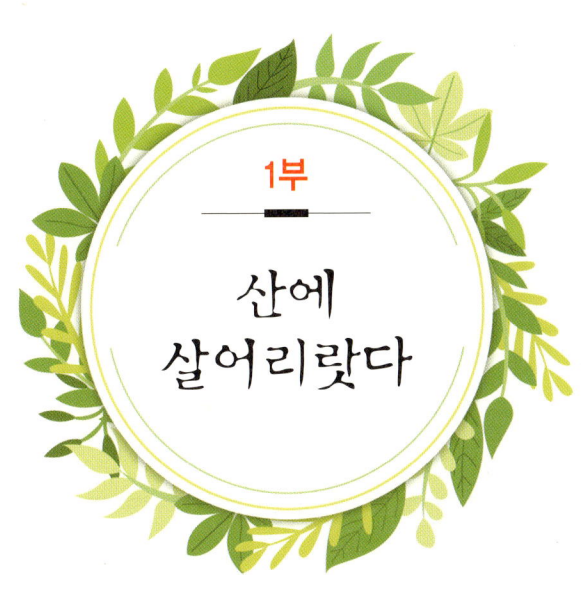

1부

산에 살어리랏다

산에서는 겸손해야 살아남는다

아침부터 날씨가 우중충하고 하늘도 잔뜩 흐려 있다. 내일이 주말이라 계획을 세워 산이라도 갈까 생각 중인데 날씨가 이러니 망설여졌다. 다행히 비 소식은 없으니 시내에 가서 장이라도 봐야겠다. 마침 오늘이 장날이니 장 구경도 할 겸 시내로 나갔다.

시장은 차로 3분 거리인데 원주 장날은 2~7일이다. 오늘은 5월 7일, 그러니까 원주 장날이다. 고춧가루며 마늘을 다 먹어서 장날에 사야지 하며 계속 미뤘는데 이참에 다음 장날까지 먹을 생선과 양념들도 살 겸 여기저기를 기웃거렸다.

그때 뒤에서 누군가 등을 툭 치기에 뒤를 돌아보니 친구 빛나리였다. 대머리가 빛이 난다 하여 빛나리이다. 하지만 나는 나리라 부른다.

"어, 나리. 여긴 어쩐 일이냐?"

자기도 부식거리를 구하려고 왔단다. 저나 나나 홀아비로 살다 보니 신세가 좀 그렇다.

"우리 오랜만인데 어디 가서 대포나 한잔하세나."

"좋지."

근처 대폿집에서 동동주에 해물전을 안주 삼아 오랜만에 "친구야 반갑다. 짠!" 하면서 한잔했다.

나리가 갑자기 "친구야, 내일 뭐 하니?"라고 묻기에 눈치를 챘다. 아마 내일 산에 두릅이나 약초 하러 가자는 제안일 것이다.

"응, 내일 일이 있어…."

"무슨 일?"

둘러댈 말이 얼른 떠오르지 않아 금방 들키고 말았다. 게다가 나리는 눈치 9단이라 바로 잡혀버렸다.

하는 수 없이 솔직히 이야기하였다.

"나리야, 나는 산에 갈 때 사람 잘 안 데리고 가는 거 알잖아?"

"그래도 내일만 한 번 같이 가자, 친구야."

친구의 막무가내에 어쩔 수 없이 승낙하고 말았다. 참고로 나는 산에 갈 때 아무나 동행하지 않는다. 예전에 동행한 일행이 다치는 일이 있어서이다. 그런데 동행하기를 바라는 사람들이 있을 때는 참으로 난감하다. 나는 정식 등산로로 다니지 않기 때문에 전문 산사람들이 아니면 내가 산에서 자유롭지 못하기 때문이다.

나는 약초꾼도 아니고 심마니도 아니기 때문에 내가 먹을 더덕이나 산나물을 조금 할 뿐 수익을 내기 위해 산에 오르지 않는다. 그러므로 많이 채취하지 않는다. 내가 산에 오르는 목적은 식물들의 관찰을 위해서 사진을 찍고 서식을 파악하기 위해서이다. 고사리는 왜 양지쪽에서 자라는지 음지에는 어떤 식물들이 자라는지 궁금증을 위해 여기저기 발길을 멋대로 돌리는데 일행이 있으면 아무래도 자유롭지 못하다.

그래서 "나리야, 요즘 산에서 나물 하다가 걸리면 30만 원 벌금에 조사받으러 다니고 골치 아프다. 함부로 채취해서는 안 돼"라고 말했다. 그러자 나리는 "야, 가기 싫으면 싫다고 해"라며 버럭 화를 내는데 이놈은 한번 삐치면 오래간다. 그래서 "누가 안 간데? 그렇다는 말이지"라고 달래었다.

"나도 알아. 그렇지만 우리는 방법이 있잖아. 해마다 하는 방법."

하는 수 없이 다음 날로 시간과 준비물 등을 약속하고 지인에게 전화를 했다.

"친구야, 요즘 그곳에 산나물 축제하지?"

"안 그래도 오늘부터 4일간 축제를 한다는데 놀러오게나."

"그래, 알았어. 생각 좀 해보고…."

산나물 축제 시 직접 산에서 체험을 하는데 구역을 정해 놓아 지정된 장소를 벗어나면 안 된다. 소지품도 한계가 있다. 하지만 우리는 비상도구를 항상 준비한다. 산에서 무슨 일이 생길지 아무도 모르기 때문이다.

약속장소에서 나리를 태우고 달리기 시작했다. 한참을 달리는데 나리가 먼저 말을 꺼냈다.

"친구야, 지금 어디로 가는 거야?"

"응, 우리 안전한 곳으로 가자."

"그곳이 어딘데?"

"저 넘어 치악산 북쪽에서 산나물 축제를 한다네."

"그래, 그래 좋아. 알았어."

우리는 축제행사장에 제시간에 맞추어 들어갔다. 서울 등 여러 곳에서 제법 많은 사람들이 와 있었다. 주최 측에서 체험장 위치를 설명하며 지정된 장소를 벗어나면 안 된다고 신신당부를 했다. 설명이 끝나자 모두 산으로 출발하기 시작했다.

이제는 산나물도 마음대로 못 해먹게 만드니 참으로 세상 요상하게 돌아간다.

"나리야, 우리 국유림 사업소에 허가 신청하러 가자."

"무슨 허가 신청?"

"응, 교육받고 산나물 채취 허가증을 발부받을 수 있는 자격 요건이 되면 증을 발부해 준다네."

"그래? 그럼 그러자."

"요즘 단속이 심하니 어쩔 수가 없어."

"많은 사람들이 불법을 저지르니 지역 주민들까지 산에 자유롭게 못 가잖아. 만약 산에 불이 나면 누가 끄겠는가. 산에 불이 나면 지역 주민들이 발 벗고 나서는데 말이야. 이제는 지역 주민들도 산불이 나면 끄러 가지 않겠다고 난리야. 자기들끼리 잘해 보라고, 그러니 협

조를 않겠다는 거지. 도대체 누가 국민들을 범법자로 만들어가고 있는지….”

"정부나 입법 기관에 앉아 탁상공론이나 하는 놈들의 짓거리지. 무조건 제한하는 법만 만드니… 야생동물 보호법만 해도 그래. 야생동물에 대해 아무런 관리나 대책도 세우지 않고 무조건 풀어주고 방생하는 바람에 개체 수만 늘어 멧돼지가 도심에 출몰해서 주민들을 해치고, 야생동물이 도로에 뛰어들어 교통사고를 일으키고 장사해서 돈 버는 일에만 공무원을 동원하기에 급급하다.

야생동물로 인한 농작물피해도 전국적으로 상당한데 대책은 안 세우고 도대체 뭐하는 놈들인지 이해가 안 간다. 매년 11월부터 3월까지 엽사들에게 돈 받고 허가를 해준 뒤 게다가 사냥한 마리 수에 또 돈을 요구하니 도둑놈이 따로 없네. 그래놓고 멧돼지가 민가에 아니, 농작물을 다 망쳐도 개체 수가 어떻고 헛소리들뿐이야."

나리가 얼굴에 핏발을 세우면서 열변을 토하였다.

"나리야, 산에서는 목소리를 낮추어라."

나리는 흥분이 채 가시지 않았는지 목소리를 낮추어서 계속 말을 이어나갔다. 나도 나리의 의견에 공감하기에 장단을 맞춰주었다.

"그럼, 나리야. 어떻게 하면 개체 수를 줄일 수 있을까?"

"그건 간단하지. 각 지방 주민들에게 기간을 정해 놓고 수렵 허가를 내주는 거지. 단 총은 말고. 총은 무분별하게 사용할 수 있으므로 위험하잖아. 그러니 기간 동안 올무로 잡게 하고 올무의 숫자를 신고하고 나중에 기간이 끝나면 자진 철수를 해서 보고하고… 나중에 문제가 발생하면 구역 책임자가 모든 책임을 져야 하므로 그것 때문에라도 확실하게 일처리를 하지 않을까 싶어.”

"그렇겠군. 그런데 짐승을 올무로 잡으면 좀 잔인하지 않을까?"

"무슨 소리야. 총으로 쏘아서 며칠씩 고생시키는 것보다야 훨씬 깨끗하지. 총을 맞고 그 자리에서 죽으면 모를까 며칠씩 부상당한 몸으로 사냥꾼을 피해 다니다 결국은 죽거나 들키겠지. 올무는 차라리 깨끗한 편이야. 부상당한 몸으로 숨어 다니다가 사냥꾼에게 들키면 살려달라고 애원하는 모습을 보이는데 사냥꾼은 어디 그럴 마음이 있는가. 돈을 내고 얻은 절호의 기회인데. 정부 당국자들이나 법을 만드는 사람들이 똑똑하고 현명했으면 좋겠어. 전문성과는 거리가 먼 낙하산 인사가 아니라 그 분야에 있어서는 자타가 공인하는 실력자가 적재적소에 배치되었으면 좋겠어. 그래야 국민들이 질 좋고 행복한 삶을 살 수 있을 텐데 말이야.”

"야~ 나리야. 그런 이야기는 그만하고 일이나 하자.”

우리는 앞으로 100~200m쯤에서 산속으로 숨어들어야 하므로 이쯤에서 눈에 담아둘 것은 모두 담아두어야 한다. 그래야 나중에 돌아오는 길을 쉽게 찾을 수 있다.

"나리야, 잘 봐라. 저 앞산의 바위와 지금 이곳과 수평의 차이 그리고 저기 산꼭대기와 이곳의 높이 차이와 방향을….”

나리가 궁금한지 물어왔다.

"친구야, 그건 왜?"

"나중에 이곳을 다시 와야 차 세워둔 곳으로 갈 수 있지 않겠어. 그냥 무작정 산으로 들어가면 하산 때 차가 어디에 있는지, 어디로 가야 하는지 어떻게 알 수 있겠어."

"아! 그런 거야. 알았어. 나는 친구가 있으니 그냥 따라만 가면 되는 줄 알았지."

"잘 보게나. 산에서는 말이야 항상 만약이라는 것이 따라다니지. 산에서는 겸손해야 살아남을 수 있다네. 만약에 사고를 당할 수도, 만약에 길을 잃을 수도, 만약에 다칠 수도… 만약에 말이야, 내가 잘못될 수도 나리가 잘못될 수도 있어. 산에서는 침착하고 겸손해야 살아서 무사히 돌아올 수 있는 거야. 산은 어머니의 품속과 같아서 목이 마르면 어머니의 젖가슴처럼 물과 먹을 것을 얻을 수 있지. 그렇지만 겸손하지 않고 촐랑거리고 산에서 술이나 마시고 까불면 혹독한 매가 기다리고 있다는 것을 알아야 해."

"야, 친구야. 무서운 말만 하지 말고 그럼 어떻게 해야 하는지 알려줘, 응?"

"나리야, 산에서는 겸손하게 생각하고 행동하면 어머니가 사랑을 주듯이 모두 다 줄 거야. 그러니 걱정 말고 산에서 만나는 바위나 큰 나무 등을 머릿속에 그려둬."

"응. 알았어."

우리는 드디어 순식간에 산속으로 빨려 들어갔다. 200여 m를 옆으로 직선으로 달려와서 골짜기를 만났다. 이곳에서도 주위의 사물들을 둘러보며 맞은편 산에서 표시를 했다.

"나리야, 이곳에서 산 밑으로는 말고 오른쪽에서 우리가 들어왔으니 또 오른쪽으로 가면 조금 전에 왔던 그곳이 되겠지. 그러니 아래도 아니고 여기 오른쪽도 아니고 그럼 어디겠어? 위쪽과 반대편인 왼쪽…. 산을 절대 넘어가면 안 된다. 능선이 나오면 돌아오고 저기 맞은편의 산봉우리 모양을 봐. 저 산봉우리가 보이지 않는 곳으로 가도 안 되는 거 알지?"

"뭐야, 친구야. 같이 다니는 것 아니야?"

"여기서 같이 다녀서 뭐하게. 나리는 나리 할 일 하고 나는 내 할 일 하고. 각자 조용히 할 일 하면 되는 거야 알았지. 지금 이곳에서 500m 밖으로는 절대 가지 마라. 나도 벗어나지 않을 테니. 그리고 점심은 오후 1시 정각에 여기서 만나 먹기로 하자."

"알았어."

우리는 각자 일을 시작했다. 20여 m쯤 올라가던 나리가 "친구야, 여기 참나물이 보인다"고 말하였다.

"응. 여기도 있다네."

오늘은 나물보다 버섯에 관심을 보이기로 했다. 그래서 마음먹고 축축하고 어두운 곳을 찾아다녔다. 잔나비결상버섯과 말굽버섯 몇 개를 사진만 찍고 나리의 발자국 소리를 들으면서 100여 m쯤 간격을 두고 계속 산행을 했다. 멀리서 보아 하니 나리는 참나물과 곰취 등을 열심히 하는 모양이었다. 손이 분주한 것을 보니…

얼마쯤 지났을까. 배가 고픈 느낌이 들어 시간을 보니 12시가 되어 가고 있었다. 나리도 생각을 했는지 아래로 내려가는 소리가 들렸다. 나도 조용히 내려갔다. 나리가 약속장소에 먼저 와 있었다.

나는 시침을 떼고 말했다.

"잘 찾아왔네."

"응. 친구가 말해 준 대로 앞산 능선을 보고 저기 암벽을 보니 이곳이 금방 감이 잡히던데. 그래서 쉽게 찾을 수 있었어. 오늘 참 좋은 것을 배웠다 친구야. 고맙다."

"어쭈, 맨입으로 넘기려고…."

"알았어, 내가 저녁에 소주 한잔 살게."

"알았어."

우리는 먼저 계곡 물을 마시고 점심을 먹었다.

"그런데 친구야, 넌 왜 배낭이 비었어?"

나리는 제법 짐이 많았다.

"응. 나는 이 속에 다 있지."

나는 폰을 들어 흔들며 알려줬다.

"이것이 재산이야."

나리가 따라 웃었다.

식사를 마치고 조금 전에 갔던 곳 말고 조금 더 왼쪽으로 100m 지나서 또 산을 오르기 시작했다.

"나리야, 짐이 다 차면 신호를 보내라."

"응, 알았어."

"그런데 나리야, 신호를 할 때 절대 소리를 질러선 안 돼."

"그럼 어떻게 신호를 하란 말이야?"

"내가 멀리 있지 않으니 소리 대신 박수를 세 번 쳐라. 그러면 내가 알 테니."

"알았어."

우리는 또다시 멀어졌다. 그래도 나는 나리의 발자국 소리에서 귀를 떼지 않았다.

그런데 갑자기 풀이 흔들리면서 소나비 오는 소리가 들렸다. 틀림없이 살모사의 움직임일 것이다. 살짝 풀 뒤를 넘겨보니 아니나 다를까. 살모사 큰놈이 나를 경계하며 노려보고 있었다. 근래에 보기 드문 대형 살모사였다. 나는 얼른 폰 속에 담아서 넣고 "잘 가라 살모사야" 하면서 돌아서 지나갔다.

조금 지나 어둡고 습한 곳에 들어섰는데 이상하게 가슴이 뛰기 시작했다.

"아, 저거!"

3~4년쯤 돼보이는 산삼이 앞에 있었다. 설레는 마음으로 주위를 둘러보니 여기저기 같은 나이쯤 되는 것들이 눈에 띄었다. 갑자기 마음이 혼란스러웠다. 30여 개의 크기가 같은 것으로 봐서 누가 씨를 뿌린 것 같았다. 그래도 혹시나 해서 한 놈을 파보았더니 다름 아닌 인

삼 씨를 여기저기 심어놓은 것이었다.

'괜히 놀랐네.'

여기저기 다시 구경을 하며 다녔다. 승마도 보이고 속단도 보였다. 오늘의 수확은 호장근 군락지와 산당귀 군락을 발견했다는 것이다. 산당귀 순을 검은 비닐봉지에 하나 가득 따서 담고 이동하려는데 두릅과 엄나무 순 몇 개가 보여서 수확을 하고 있었다.

얼마 후 50여 m쯤에서 박수소리가 들렸다. 그곳으로 황급히 가면서 나도 신호를 보냈다. 만나서 뱀에 관한 이야기며 당귀 군락지에 대해 말했더니 친구도 새끼 뱀을 봤다고 한다. 그리고 당귀도 있었다고 한다.

하산하면서 점심 먹던 곳으로 와서 자리를 잡고 계곡물에 세수를 하며 땀을 씻었다. 그리고 무사히 귀환을 했다.

집에 와서 친구와 하산주를 하는데 나리가 "친구야, 오늘 너무도 겸손하게 산행을 했더니 어머니가 보살펴서 다치지도 않고 수확도 좋았다"며 건배를 하자고 하였다.

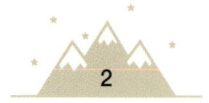

산에서 이렇게 물을 찾아라!

저녁을 막 먹으려고 하는데 핸드폰이 울렸다. 진동으로 해놓아서 식탁이 요란스러웠다. 원주에 사는 '마로코'였다. 천주교 세례명이 마르코인데 아는 사람들은 모두 '마로코'라고 부른다. 나하고는 갑장이라 친구로 지내고 있다.

"여보세요?"

"어이, 친구! 지금 뭐해?"

"밥 먹으려고 준비 중이네, 친구."

"맛있게 먹어. 그런데 혼자서 밥맛이 있겠는가?"

"글쎄 말이야."

"그럼 지금 수저 놓고 원주로 와. 나하고 같이 먹지! 맛있는 거 사줄게. 술도 사주고 할 테니 빨리 와."

"그래? 정말이지? 알았어."

수저를 놓고 차 시동을 걸고 원주로 향했다. 승용차 같으면 1시간

거리인데 포터 더블 캡 LPG차라 영 속력이 나지 않았다. 충북 괴산에서 1시간 30분 만에 원주 시내에 도착해 약속 장소로 갔다. 마로코가 술 대신 식사를 하기에 술을 권했다.

"친구야, 밥 좀 먹고 술 먹자."

"밥으로 배를 채우면 술맛이 없는 거야, 이 사람아."

참고로 나는 술을 마실 때 밥을 먹지 않는다. 술이 '취했다' 싶으면 술잔을 내려놓고 그때부터 밥을 먹는다. 자리에서 일어나면 술자리도 끝이다. 그런 나의 취향을 모르는 친구가 아닌데 술자리를 같이 하면 항상 똑같은 말을 반복한다. '밥 먹고 술 먹고…' 오늘은 내가 술 먹는 법에 대해서 한 수 알려주리라!

"자, 친구야. 왜 술을 먼저 먹는지 아는가?"

"취하려고 먹는 거지 뭐."

"물론 술은 취하려고 먹지. 취하지 않으려면 무엇 때문에 돈 주고 그 쓴 술을 먹겠어? 취해야 이 어지러운 세상 멀미하지 않고 살아갈 수 있거든… 빈속에 소주 한잔이 들어가야 속이 짜릿짜릿 술 들어가는 것이 느껴져. 아, 돈이 들어가는구나."

친구와 나는 한바탕 큰 소리로 웃었다.

"술을 다 마시고 위장을 술로 채운 후에 밥으로 위에서 꾹꾹 눌러주면 먼저 먹은 술은 밀려서 따라다니지. 결국에는 밖에까지 따라 나오니… 어때? 술은 자기의 나쁜 역할을 밥 때문에 다 못하고 말겠지. 그러니 당연히 아침에는 술로 인한 고통이 적어지고 말이야!"

친구는 나의 얘기를 가만히 듣더니 수저를 내려놓으며 말했다.

"알았어, 나도 이제는 술이 먼저다!"

우리는 술을 위에다 들이붓기 시작했다.

"그런데 친구야? 내일 우리 산에 가지 않을래?"

마로코가 제안해 왔다.

"그러지 뭐."

"농담이 아니고!"

"그래, 가자고."

술을 마시기 시작한 지 3시간… 식탁 밑에 술병이 수북이 쌓였다.

"하나, 둘, 셋… 아니, 일곱 병이네! 그럼 내일을 위해 밥 먹고 일어나자."

식사를 다 마치고, 내일 아침 8시에 출발하자고 시간과 약속 장소를 정하고, 아침 7시에 통화해서 준비물을 점검하기로 했다. 나는 식당 근처 모텔에서 1박을 했다.

정확히 아침 7시 5분에 전화가 왔다.

"친구, 괜찮은가?"

"응, 일어날게."

준비를 마치고 나니 35분. 모텔을 나와서 전화를 했다.

"집으로 오게."

염치를 무릅쓰고 친구 집에서 아침식사를 하고 장비 점검에 들어갔다.

"자, 친구야! 1번부터 10번까지야."

친구가 의아한 눈빛으로 쳐다보기에 설명해 주었다.

"장비를 챙겼다고 했는데 간혹 한두 가지 빼놓고 가서 낭패를 본 적이 없나? 그래서 나는 장비에 번호를 10번까지 정해 놓고 준비한다네. 준비가 다 되었다는 생각이 들면 '한 놈, 두 놈… 아홉 놈… 어라? 무엇이 없지…?' 찾다가 보면 아하, 요놈 하고 생각이 나지. 그럼 지금부터 한 놈, 한 놈 가장 중요한 것부터 내가 번호를 매길게 보게. 1번 라이터 2개."

"아니! 왜 1번이 라이터야 이 친구야!"

"지금 설명할 시간 없어! 빨리 가야지. 일단 챙겨!"

"참, 그런데 우리 어디로 가지?"

"…"

아! 맞다. 그게 가장 중요하다. 잠시 생각한 후 친구에게 말했다.

"태백산 근처 백운산으로 가자."

"거기가 어딘데?"

"출발하면서 알려줄게. 준비물부터 챙기자. 설명은 차에 타서 해 줄 테니까."

"알았어."

1번 라이터 2개

2번 작은 톱

3번 손도끼

4번 칼

5번 두꺼운 비닐(사방 2m)

6번 튼튼한 밧줄(10m)

7번 작은 쌀자루 1개

8번 등산용 물통

9번 등산용 괭이

10번 식사류 : 점심, 초콜릿 조금

내 화물차에 1번부터 10번까지 항상 준비하고 다니는 터라 금세 점검을 마쳤다.

"10번만 자네가 준비해 봐."

"10번은 이거면 되지 않을까요?"

하며 친구 부인이 상냥한 얼굴로 친구에게 건네주자 마로코가 즉시 내게 주었다. 언제 준비했는지 김밥과 초콜릿이 제법 묵직했다.

"너무 많은데요. 감사합니다! … 자, 그럼 출발하세!"

친구 부인과 인사를 하고 내 차로 출발했다.

"백운산이 어딘고 하면 말이야…"

남원주 IC를 들어서면서 백운산에 대해 설명했다.

"제천에서 영월을 지나 태백 방향으로 가다 보면 석항 삼거리가 있지. 그 삼거리에서 이정표가 '상동'이라고 오른쪽을 향하고 있어. 검

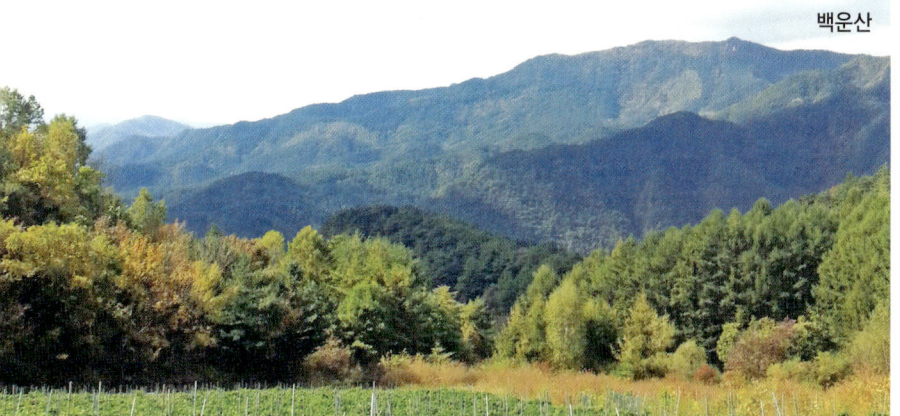

백운산

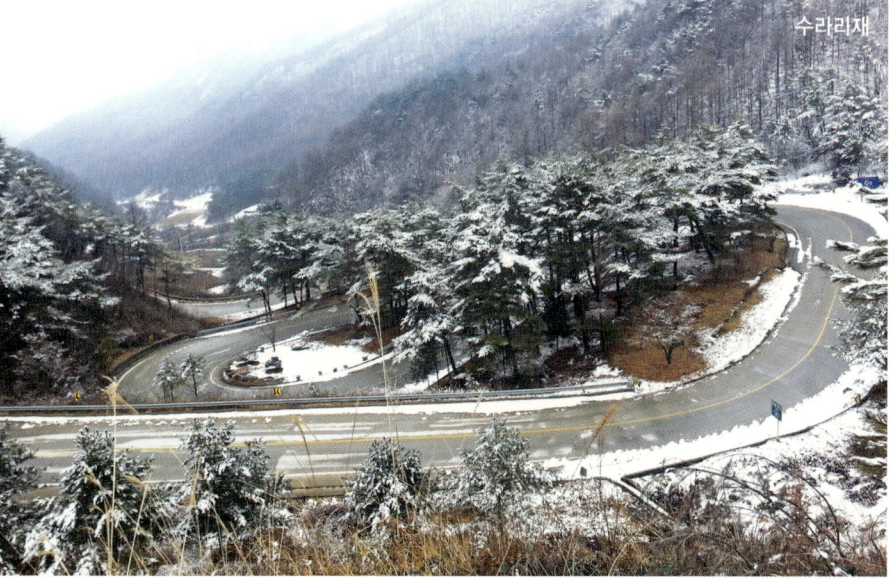

수라리재

문소에서 우회전해서 약 3km만 가면 수라리재라고 길이 뱀이 똬리를 튼 것처럼 아주 꾸불꾸불…."

"아하! 나 거기 알아!"

"그래! 그 재를 넘어서면 녹전 '중동면'이 나와. 그곳에서 '좌측 20km 상동'이 나와. 상동을 3km 못 가서 소원바위 또는 봉구래 가는 길이 있지. 끝까지 들어가면 그곳이 백운산 아래야."

"봉구래…."

친구가 웃으면서 물었다.

"본구래라고 하는데 원래 구래, 본(本)구래가 맞는 표현이지. 자장율사께서 절을 지으려고 9번 다녀가신 곳이라 해서 구래인데 구래가 다른 골짜기에도 있거든. 그래서 동네 주민들이 이 골짜기가 본래 자장율사가 다녀가신 곳이라 해서 지은 명칭이야. 절을 지으려고 보니 참으로 풍수와 지리가 일품인데 단 한 가지! 물이 없는 골짜기라 9번 다녀가신 후에 포기하고 고한으로 가서 함백산 밑자락에 있는 정암사를 건축하셨다는 전설이 있지."

"그래? 기대되는데…."

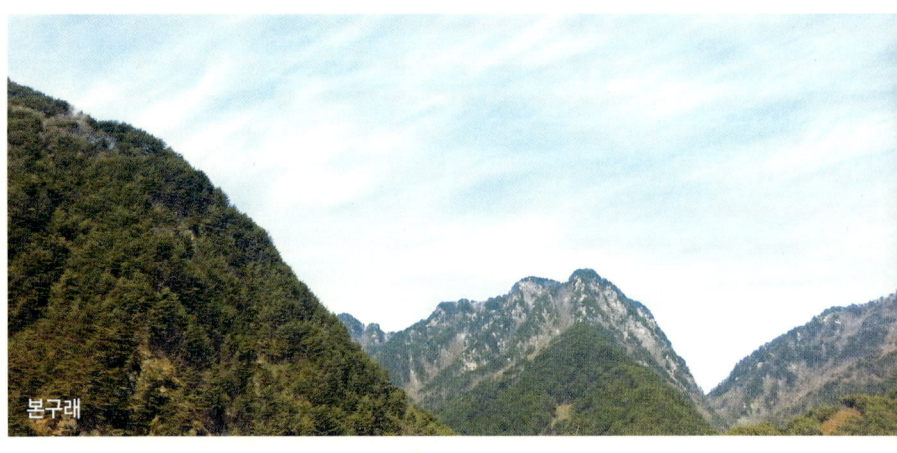

본구래

"가보면 알아요."

"아 참! 아까 그 준비물에 대해서 궁금한 게 있는데 왜 1번이 라이터고, 또 하나도 아니고 2개야?"

"응, 라이터는 고장도 잘 나지만 젖은 손으로 불을 켜다 보면 잘 안될 때가 있어. 하나는 필요에 따라 여유분이지. 산에는 불을 해놓을 일이 없잖아, 응? 만약에 말이야, 다쳐서 움직일 수 없을 때는 어떻게 위치를 설명할 수 있겠어? 낮에는 연기, 밤에는 불빛이 아닌가. 그럴 때는 생명과 직결될 수 있지 않겠는가 말이야. 중요한 건 목숨이야. 그러니 1번인 셈이지."

"아하, 듣고 보니 맞네. 그런데 5번은 이상해. 왜 산에서 비닐이 필요한가?"

"산에서 일박을 해야 할지도 모를 상황이 있는데 이불을 지고 다닐 수야 없지 않겠는가?"

"그렇지. 그럼 비닐이 이불이야?"

"그런 셈도 되지. 산에서 비바람이 불면 비닐이 이불보다 더 좋을 수가 있어. 그럴 때가 있다네. 겨울에 산에서 길을 잃었는데 날은 점점 어두워지고… 그러면 음지쪽 눈이 많이 쌓여 있는 곳으로 가서 비닐로 방을 만들어 자면 동사를 면하지."

"말도 안 돼! 양지바르고 낙엽이 있는 곳으로 가야지."

"이건 직접 집 짓는 방법을 보면서 이유를 들어야 이해가 갈 거야. 다음 산행 때 알려줄게."

"… 알았어."

이야기를 하는 동안 목적지에 도착했다. 오전 10시 10분이었다. 준비물을 차에서 내려 배낭에 넣고 1번 라이터는 각자 하나씩 작은 비닐봉지에 넣고 싸서 주머니 깊숙한 곳에 넣고 산으로 향했다. (여기서 참고로 이곳은 등산로가 아니다. 험준하고 깊은 산임을 밝힌다.) 우리 둘은 산삼이나 희귀한 약초를 찾아온 것이다. 마로코와 나는 서로 잘 알기 때문에 설명이 따로 필요하지 않았다.

"친구야, 산이 참 웅대하다!"

"그렇지?"

"…응."

친구는 감탄에 감탄을 연발하였다. 우리는 차에서 약 10m쯤에 서서 우리가 올라갈 산의 반대편을 보았다.

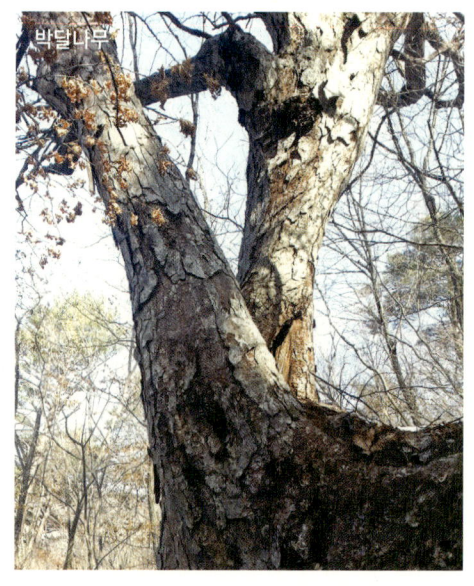
▲박달나무

"저기 산을 보게."

"응…."

"응이 아니라 저기 산 봉우리 하나하나, 그리고 저기 암벽…."

"응."

"잘 기억해 둬."

"왜?"

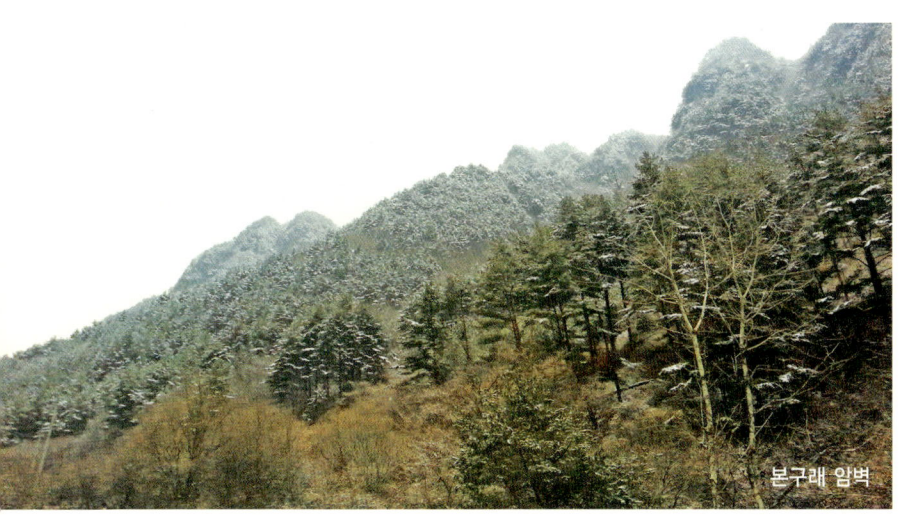

본구래 암벽

"나중에 우리가 돌아올 때 이정표가 될 거야."

"그래. 자 가세!"

산을 향해 오르기 시작했다. 오르면서 모퉁이를 돌 때마다 친구를 뒤로 세워서 우리가 온 길을 설명하고, 처음에 보아둔 산봉우리들과 암벽을 상기시키면서 언덕을 넘을 때도 아주 큰 나무와 돌들을 머리에 새기게 했다. 험하고 울창한 숲 속에는 하늘이 보이지 않는 곳이 대부분이기 때문이다. 그런데 산중턱 탐색 중에 마로코가 나와 30m쯤 떨어진 곳에서 "산삼이야!" 하고 소리를 질렀다! 이곳은 간혹 산삼이 나오는 곳이기도 하다. 빨리 오라고 야단이었다. 그냥 달려갈 수는 없는 노릇. 나도 산삼을 지나치면 안 되기 때문에 발걸음마다 살피면서 그곳까지 도착했다. 언뜻 산삼이네 하면서 앉으니 아아, 이건 산삼이 아니라 야생 가시오가피로 아주 어린 새순이었다. 주위를 살펴보니 가시오가피 서식지에 들어온 것이었다. 친구에게 다른 곳에 있는 조금 더 성장한 가시오가피를 보여주었다. 강아지 털처럼 보들보들하면서 빽빽이 빈틈없이 나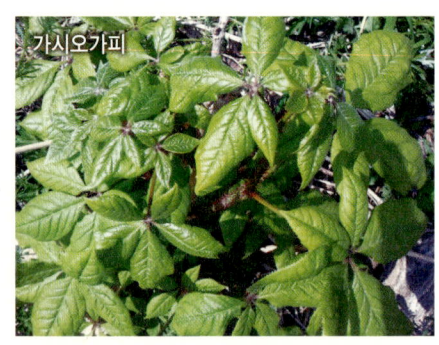
있는 가시를 설명하면서 "이것이 시중에서 그 유명한 가시오가피야" 하니 친구가 신기한 듯 들여다보며 물었다.

"그런데 시중에 있는 가시오가피는 가시가 무시무시하면서 억세던데?"

"그렇지. 가시오가피는 말이야. 자연산 즉, 요놈과 재배, 수입산으로 분류하지. 우선 먼저 얘를 봐. 가시를 만져보면 가시 끝이 땅을 보고 한쪽으로 향해 있으면서 만져도 찔리지 않지."

"어? 그러네."

"보들보들하지? 그리고 이것을 파서 밭으로 가져가 번식한 것이 재배 즉, 국산재배 가시오가피야. 영양이 풍부하고 일광욕을 많이 하면 가시가 굵고 억세져. 퇴비를 많이 하면 영양이 좋고 자랄수록 가시의 간격이 벌어지고 말이야."

"응. 그래, 수입은 어때?"

"수입? 수입품은 가시를 자세히 보면 말이지. 가시와 끝이 한쪽 방향이 아니라 제멋대로지. 엉겨 있다고 해야 할까? 식물도 수입품은 자세히 관찰만 하면 바로 알 수 있어."

"그렇구나. 그런데 친구야, 배고프지 않은가?"

듣고 보니 출출했다.

"야! 벌써 1시야! 밥 먹자."

멀리 갈 곳도 없이 그 자리에서 점심을 먹으려고 자리를 펴는 순간! 아차, 아 이걸 어째. 물이 없다. 마로코를 보니 '아, 이제는 산행이 끝이구나' 하는 얼굴이었다. 여기는 물이 없는 산이라 자장율사께서 절을 포기한 곳인데… 아까 마을 어귀 샘에서 준비해야 했는데 낭패가 아닐 수 없다.

"야, 친구야! 걱정 마. 내가 30분 안에 아주 맛있고 신기한 물을 선물할게."

친구가 나를 보며 어리둥절한 표정을 지었다.

"야, 자네가 무슨 마술사야!"

"아까 톱 어떤 짐 속에 있지?"

"물을 준다더니 엉뚱한 톱은 왜?"

"잔소리 말고, 저기 저 밑으로 가자."

톱을 들고 자작나무 밑으로 갔다.

"친구야, 준비물 5번 꺼내!"

"5번? 비닐은 뭐하게?"

아름드리 자작나무를 V자로 길게 톱질하기 시작했다. 나무에는 크게 손상을 주지 않으려고 껍질만 살짝. 나무에게 미안했다. '나무야

한 번만 우리를 도와줘.'
아직 늦은 봄이라 나무에서 물이 주르륵 떨어졌다. 비닐 밑에 물이 충분히 고이도록 하고 친구를 보았다. 친구가 "야, 비닐이 없었으면 우리는…" 하기에 친구에게 검은 비닐봉지 하나를 더 달라고 하였다.

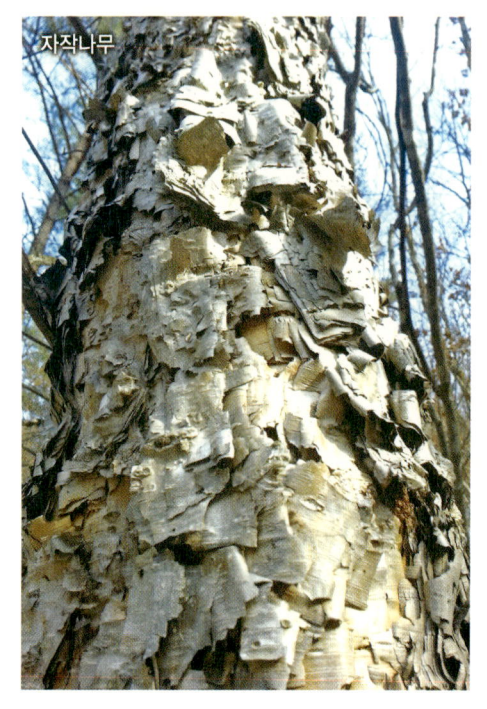
자작나무

물이 빨리 필요했기 때문에 옆의 나무에 가서도 부탁을 했다. 큰 비닐이 없어서 똑같은 방법으로 검은 비닐봉지를 나무에 매달았다. 나는 항상 장화를 신고 산행을 하기 때문에 친구의 등산화 끈을 빌려서 신발 끈으로 봉지 손잡이 양쪽을 꿰어 나무에 매고 붙어 있는 비닐봉지를 벌렸다. 옆의 작은 나뭇가지를 하나 빌려서 Y자로 자른 다음 탁! 고이니 물이 줄줄줄… 봉지 안으로 흘러 들어가기 시작했다. 8분 정도 걸렸다.

"우와, 친구야. 대단하다!"

바로 옆에서 보니 더 신기한 모양이었다.

"앞으로 20분만 놀자."

"그래. 그나저나 친구야, 어저께 술을 그렇게 많이 마셨는데도 오늘 괜찮네?"

"내가 어제 술 먹는 방법에 대해 말하지 않았는가. 후유증이 조금 적을 거야."

"그렇구면."

"친구야, 자작나무는 말이야 신이 인간에게 준 선물 중에 가장 위대한 선물이야. 우리가 지금 받고 있는 물은 약재로도 훌륭하다네. 어떤 데 좋은가 하면 말이야, 신경통, 류머티즘, 소화불량, 관절염에 좋다네. 이 나무의 껍질은 '백화피'라고 부르는데 간, 신장, 위장 등 염증에 쓰인다네. 뿌리는 지방간, 황달, 간경화, 말하자면 간에는 아주 고마운 나무지."

그러면서 나뭇잎을 보려고 머리를 쳐드는 순간 "아, 저기!" 소리가 저절로 나왔다. 나무 중간 조금 위쪽에 검은 혹과 같은 그리 크지 않은 차가버섯이 붙어 자라고 있었다. 얼핏 보기에 조금 큰 고구마 2개 정도의 크기… 그러면 무게는 5~600g 정도. 너무 반가워 나무에 오르려고 하다 그만 우리가 지금 물을 받고 있는 것을 잊을 뻔했다.

"자네 왜 그래?"

영문을 모르는 친구가 다그쳤다.

"저기 저 나무 중간쯤에 검은 혹 같은 것 보이지?"

"응, 저기. 저거 나뭇가지 썩은 것 아니야?"

"아니, 저것이 무엇이냐 하면 말이야. 차가버섯이라고 하는 거야."

"뭐? 버섯이 저렇게 생긴 게 있어."

"조금 후에 우리 식사하고 내가 따올게."

"그러던지…."

"저 차가버섯, 엄청 좋은 거야. 우리나라에서는 행운이 아니면 볼 수 없어서 러시아나 중국, 북한 등에서 들여오지. 버섯의 효능은 우리나라의 자연산 상황버섯과 견주어 조금도 뒤지지 않을 정도라구!"

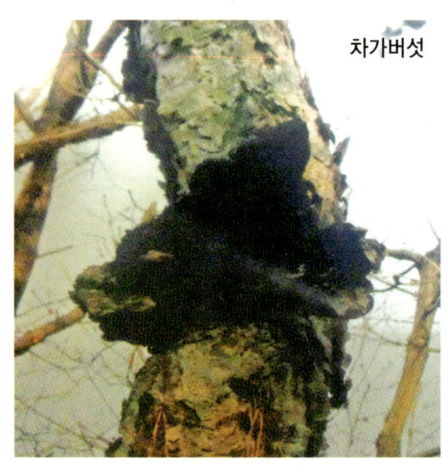
차가버섯

"그래? 그럼 우리 오늘 횡재했네."

"그렇지! 효능을 알려줄게. 적어 적어! 유방암, 위암, 자궁암 등 종양에 효과가 탁월해. 그리고 당뇨에 좋다고도 알려져 있지. 또 입 속이 파이거나 잇몸질환에 특효약이야. 입 속이 파여 아플 때 차가버섯 물을 물고 있다가 먹고를 여러 번 반복하고 자면 아침에 통증이 가라앉거든."

"그렇게 좋아? 그냥 버섯을 달인 물이?"

"아니, 이 사람! 그 아까운 버섯을 왜 끓여 못 쓰게 만들어! 저것은 말이야 도끼나 작두로 잘게 썰어 가루처럼 만든 뒤 천으로 된 주머니 등에 담아서 미지근한 물에 몇 시간 두면 붉은 물이 나와. 그렇게 우려먹는 거네."

대화를 나누는 사이 제법 많은 양의 물이 받아졌다. 한 방울이라도 흘릴세라 우리는 조심조심 수통에 물을 담았다. 어어 조심! 수통 2개를 담고도 물이 남았다. 남은 물은 둘이 한 모금씩 마셨다.

"어이… 물맛이… 물맛이!"

"왜 그래?"

"달짝지근한 것이 너무 맛있어…."

"내가 어릴 때 봄이 되면 음료수로 이 물이 최고였지!"

자작나무 물은 고로쇠 물과 맛이 비슷하고 달다. 우리는 그제야 점심을 먹고 나는 톱을 허리에 차고 자작나무에 올라가 차가버섯을 따가지고 내려왔다.

"친구야, 이 자작나무에 낸 상처가 빨리 치유되도록 약을 발라주고 가야지."

낙엽을 걷어내고 속에 있는 흙으로 우리가 낸 상처에 듬뿍 발라주고 다음을 향해 움직이기 시작했다. 그리고 얼마 안 가 세신을 발견했다.

"친구야, 여기 이것 좀 봐!"

"뭔데?"

"이 풀은 족두리꽃인데… 그래, 여기 속을 한번 봐."

풀을 제치고 흙을 살짝 치우니 속에 족두리 모양의 작은 자색꽃이 수줍은 듯이 고개를 내밀었다.

"다른 풀 들은 잎을 제치고 위에서 잘 보이게, 화려하게 꽃이 피지만 이 풀은 잎사귀 속 깊숙이 숨어서 핀다네. 이 풀의 한약 명칭은 세신이야."

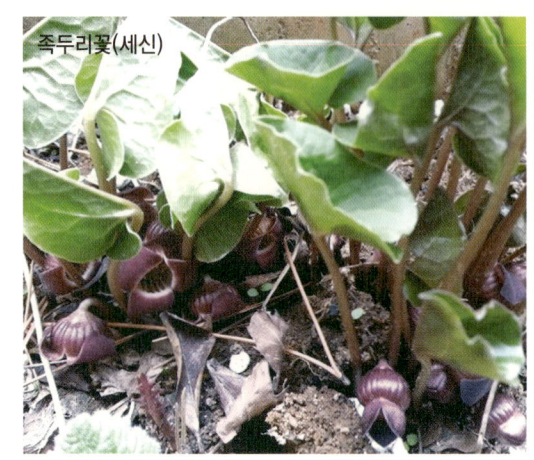
족두리꽃(세신)

"그래. 이건 어떤 효능이 있는데?"

"통증을 억제하고 진정, 해열, 기침 억제, 거담, 즉 가래를 없애주지."

"감기약이네?"

"그런 셈이지."

 설명을 마치고 제법 많이 채취하여 다시 이동하기 시작했다. 친구가 넝쿨 속을 손가락으로 가리켰다.

"저기 양귀비꽃 같은 것이 있네?"

"그래?"

 나는 바로 산작약일 거라고 생각했다.

"아마 산작약일 거야."

 역시 아주 오래 묵은 산작약이 있었다. 주변에 많이 보였다.

"꽃이 참 예쁘다."

"그래, 예쁘지. 목련꽃 같으면서 꽃잎이 얇고 수줍은 처녀 같다고나 할까?"

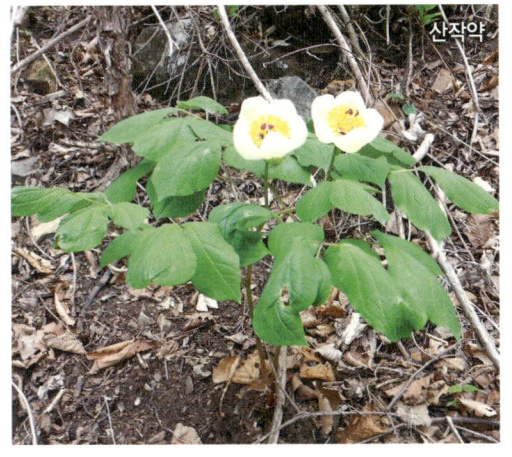

"산작약은 어디에 좋은가?"

"설사, 복통, 지각마비, 부인병, 고름, 부스럼에 좋지. 그리고 말이야, 집에 키우는 강아지가 병에 걸려 밥을 못 먹을 때 산작약을 끓여주면 거짓말같이 낫는다네. 참 좋은 약재지?"

어느새 정상에 도달했다. 해는 힘을 서서히 잃고 있었지만 시간은 충분했다. 우리는 정상에서 지금까지 우리가 걸어온 길을 하나하나 점검했다. 처음에 출발한 곳은 보이지 않았지만 차에서 반대편 저 멀리 있는 산과 암벽은 비교적 잘 보였다. 그러므로 우리 차가 있는 위치도 짐작할 수 있었다. 우리는 하산경로를 정하기로 했다.

"여기서 좌측 저 작은 봉우리 근처가 점심 먹던 곳이니 저 봉우리에서 옆 우측 계곡을 따라 내려가서 저기 좌측 계곡과 만나는 지점 우측으로 돌면 우리가 아까 보아둔 큰 나무가 보일 거야. 일단 그곳까지 가세."

"알았어."

우리는 하산하기 시작했다. 산을 내려온 지 40여 분 만에 큰 나무가 있는 곳까지 왔다.

"다 왔네."

"아직 반시간은 더 가야 될 거야."

시간이 여유로워 수통에 받은 자작나무 물을 먹으면서 쉬었다 가기로 했다. 나는 남은 물을 애써 다 먹으려고 했는데 친구는 아끼는 눈치였다. 아마도 집에 있는 식구들 생각이 나는 모양이었다. 훌륭한 가장을 친구로 두었다는 것이 얼마나 큰 행운인지… 친구가 말했다.

"이 물을 고로쇠 물처럼 상업화하면 되지 않을까?"

"그럴 수도 있겠지만 이 물은 단점이 한 가지 있어."

"그것이 뭐야?"

"응, 그것은 바로 보관이 어렵다는 것이지. 고로쇠는 2~3일 보관하면서도 먹을 수 있지만 이 물은 빨리 상하거든."

친구가 다시 물통을 들더니 '이걸 어째' 영 아쉬운 인상이었다. 나는 모른 척하면서 말을 이어갔다.

"그렇다고 금방 상하지는 않아. 내일까지는 끄떡없을 걸세."

친구의 얼굴에 다시금 미소가 흘렀다.

"자, 이제 일어나세."

하산 준비를 하면서 친구가 짐을 들었다.

"오늘 수입이 괜찮은 모양이야! 짐이 꽤 무겁네."

"그렇지! 오늘 수입은 짭짤하네."

다시 하산을 시작했다.

"우리는 자작나무를 알지만 일반인들은 잘 모르지 않는가?"

"그렇지. 자작나무는 전국에 다 있는데 이름을 모르기 때문에 그래. 나도 간혹 혼동될 때가 있더라고. 비슷한 나무가 있어. 범나무라는 나무인데 비슷하지."

"자세히 좀 알려줘 봐. 서울 올림픽공원에 자작나무를 가로수로 심은 것을 보았네. 그리고 둔촌동 약수터 야산에도 4~50년된 야생 자작나무를 본 적이 있어. 서울 도심 한복판에도 자작나무가 있더란 말이야. 그러니 자작나무와 범나무의 구별법을 말해 줘."

"자작나무는 말이야, 흰색이고 미끈하게 자라지. 그러면서 껍질이 층층으로 벗어져 바람이 불면 휘날릴 것 같은데 손으로 만지면 부서지지. 허나 껍질은 매끄러워. 그리고 작은 가지들은 황토색과 같으면서 흰 점이 촘촘히 박혀 있고. 더 자세히 알려면 껍질을 하나 따서 불에다 대면 휘발유가 묻은 것처럼 불이 확 붙어버려."

"그래, 이제 자세히 알겠네."

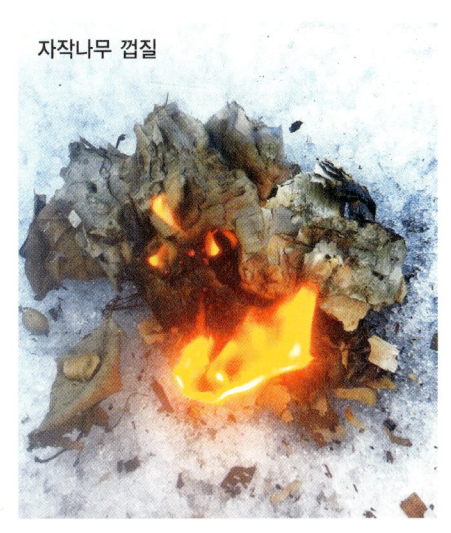

자작나무 껍질

그러는 사이 바로 앞에 넝쿨이 하나 보였는데 개머루 넝쿨이라는 것을 바로 알 수 있었다. 반가웠다. 10년 전까지만 해도 술을 많이 마셔 간이 좋지 않을 거라는 것은 알았지만 심각할 거라고는 생각지 못했다. 우연한 기회에 검진을 받았는데 심각한 결과가 나왔다. 검진기관에서 정밀검사를 권했다. 은근히 겁이 났지만 어쩔 수 없지 않은가? 아이들은 초등학교를 다니고 있고 나는 자신이 있었다. 산속에 있는 약재는 거의 다 알다시피 하는 내가 아닌가?

정밀검사를 받으니 결과는 뻔했다. 과도한 음주로 간경화 초기 진단을 받았다. 병원에서 약을 처방받아 가라고 하기에 거절하고 집에 와서 다음 날로 금주 6개월 안에 내 간을 원상회복하리라 다짐하고 산으로 들로 다니며 간경화에 좋은 약재를 수집했다. 강에서는 골뱅이, 흔히 '다슬기'라고 하는데 종류가 여럿 있다. 그중에서 나는 골뱅이를 택했고, 또 다른 하나가 바로 저기 보이는 개머루였다.

7개월, 아니 6개월이 조금 지날 무렵이었을 것이다. 스스로가 느낄 정도로 좋아진 것을 알 수 있었다. 자신 있게 정밀검사를 받은 병원에 가서 다시 검진을 받았다. 담당의사가 예전의 차트를 대조하면서 기록차트를 보고 놀라는 표정을 지었다.

"아니, 어디서 치료를 받으셨습니까? 정상이네요, 아주 좋아요!"

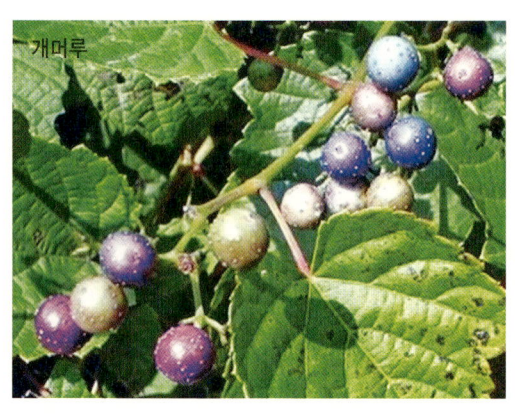

개머루

기분 좋게 병원을 나서며 하늘을 쳐다보고 감사의 인사를 드렸다.

'신들이시여! 이 세상에 좋은 약들을 많이 주셔서 감사합니다.'

그 후로 지금까지 많은 술을 마시고 있다. 그런데 요즘 들어 서서히 겁이 나기 시작한다. '술을 줄이고 약을 한 번 더 먹어야 하나' 하고 생각 중이었는데 개머루를 발견하다니….

친구에게 개머루에 대해서 설명해 주려고 친구를 그곳으로 안내했다.

"이 넝쿨을 보게! 이것이 아주 고마운 개머루 넝쿨이야."

"고맙다니? 이것은 어디에 좋은 거야, 응?"

"응, 간에 염증이나 간경화, 간암 등으로 복수가 차는데 좋고 신장에 좋아서 소변을 잘 보게 해주지. 이질로 소변을 보기 힘들 때는 '호장근'이라는 약재를 써야 하지만 신장으로 인한 소변에는 개머루가 참 좋다네. 지난날 내 이야기를 다 듣고는…."

"야! 나도 해먹어야 되겠는데?"

"그럼 조만간 우리 같이 해먹도록 하세!"

우리는 다시 하산을 시작했다.

"친구야, 여기가 아까 우리가 바위를 보고 간 곳이라네."

"그럼 생각나지."

"응, 그래서 내가 길을 잃지 말라고 가다가 뒤돌아서서 보고 또 보고 한 것이야! 이렇게 하면 길을 잃을 염려가 적어지거든. 특히 산에서 등산로에서 큰일을 보기 전에는 숲속으로 들어가든가 화장실에 들어가기 전에 주위를 꼭 살피고, 가야 할 방향을 확인한 후에 일을 봐야 길을 잃고 헤매지를 않아. 대부분의 사람들이 일행과 같이 갔다가 큰일을 보고 난 후에는 꼭 혼자 길을 잃고 헤매거든."

"글쎄, 나도 그게 이상하더라구."

"친구야, 이상할 거 하나도 없어. 그것은 당연한 것이야."

"왜 그런데?"

"왜냐하면 볼일을 보려면 힘을 줘야 하거든? 일행을 빨리 따라가야 하기 때문에 급한 마음에 무리하게 힘을 주다 보면 피가 머리에 갑자기 많이 몰리면서 얼굴이 붉어지고 머리에 열이 나면서 뜨거워지지."

"맞아! 일을 다 보고 일어서면 어지럽거나 현기증 증세도 있었던 거 같아."

"그래, 이때 두뇌에서 방향감각이 잠시나마 사라지게 되고… 후유증 때문에 말이야."

"아, 그래서 그렇구나! 나도 몇 번 경험해 봤어!"

"이럴 땐 잠시 정신을 차리고 안정을 해야 하는데 일행은 보이지 않고 마음은 급하고… 그래서 볼일 보기 전에 미리 대비를 해두는 거지. 미리 보고 갔으면 아까 저기로 가면 된다는 것을 알게 되거든."

"아하! 오늘 참으로 좋은 것을 많이 배웠어 친구야!"

어느새 차가 있는 곳에 도착했다.

"차가 보이네."

"응…."

"빨리 왔다!"

"우리가 길을 빨리 찾았기 때문이지. 어때 친구야! 올라가면서 뒤돌아보고 하면서 익히고 간 것이 도움이 되지?"

"응! 나는 처음에 왜 자꾸 시간을 끌면서 왔던 길을 돌아보면서 말을 시키나 했어. 그런데 돌아오면서 보니까 길 찾기가 참 쉬웠어! 나도 앞으로는 산에서 길을 잃는 일은 없을 거야."

"친구야, 그렇다고 함부로 장담하지는 마! 나처럼 머리에 완전히 박힐 때까지는 조심해야 돼. 처음에는 자꾸 잊어버리고 한참 후에 돌아보고는 해서 중간에 실수가 많아. 습관이 되면 그때 가서 장담하라고! 오늘은 여기까지 하고 다음 산행 때는 길을 잃었을 때와 산에서 다치거나 갑자기 아파서 움직일 수 없을 때의 대처 방법에 대해 이야기해 줄게!"

날이 아직 어두워지지 않은 시간에 친구 집에 도착했다.

"빨리 오셨네요."

"예. 덕분에 점심 아주 맛있게 먹었습니다!"

오늘 수확한 것을 마당에 다 부어놓고는 친구 부인에게 자랑을 했다.

"이렇게 많이… 수고하셨네요."

부인이 좋아하는 모습이 참 보기 좋았다. 더덕도 예상보다 많았다. 원래 더덕이 많은 지역이라 기대는 했지만 이 정도일 줄은 몰랐는데 기대한 것보다 두 배 이상의 수확이었다. 게다가 차가버섯, 가시오가피, 세신 등 푸짐한 것을 이등분해서 50대 50으로 분배하고 집으로 오려니 저녁 준비가 다 되었다고 붙잡는다. 고맙지만 저녁 먹을 시간이 없었다. 어저께 집사람한테 결재를 받고 술도 먹고 외박도 했지만 오늘은 집사람을 퇴근시켜 줘야 하기 때문이다.

여기서 내 자랑을 조금 하자면… 내가 다른 것은 몰라도 손재주가 조금 있어 시간이 조금씩 나면 조각칼로 쓸모없는 나무도 괜찮은 모양으로 만든다. 산을 다니고 주위를 살피면 모든 것이 소재가 된다. 그래서 손이 항상 고달프다. 그러다 보니 성한 손가락이 하나도 없다. 집사람이 부탁을 하고 하도 졸라서 별 재주는 아니지만 전시에 동참을 했다. 인사하고 서둘러 휴게소에 도착하니 집사람이 기다리고 있다가 반겼다.

"여보, 많이 해왔어?"

"예. 싸모님."

"씩씩한 걸 보니 정말로 많이 한 모양이네?"

"응!"

나는 제일 먼저 차가버섯을 자랑했다.

"어머! 차가버섯이네?"

나와 25년을 살다 보니 집사람은 이제 박사다!

"야, 이것만 해도 오늘 일당 몇 배네?"

집사람이 참으로 반겼다. 몇 년째 차가버섯 물을 떨어뜨리지 않고 먹고 있어서 차가버섯이 더욱 반가운 모양이었다. 집사람이 차가버섯 효과를 상당히 보고 있기 때문에 그 효능에 대해서는 인정해 주고 있다. 이런 집사람의 모습을 보는 것만으로도 흐뭇하다. 산에 갔다 오느라 쌓인 피로가 한방에 날아가 버린다고나 할까? 집사람은 다른 것은 보지도 않고 얼른 집으로 가자고 졸랐다. 집에 도착하니 방안이 서늘했다. 우리 집은 장작불을 때는 온돌 집이라 서둘러 불을 때야 따뜻한 방에서 잘 수 있기 때문에 불을 때는데 집사람이 웃으면서 말했다.

"어제 저녁에는 자기가 없어서 너무 추워 혼났어! 자기가 있으면 몸이 따뜻해서 참 좋은데 말이지. 불을 안 때도 땀이 나거든…."

오늘 산행에 대한 이야기를 풀어놓으며 더덕 자랑도 하고 여유로운 저녁시간을 보냈다.

5월에는 멧돼지를 조심하라

아들이 보성중학교 3학년인 가을 어느 날이었다. 일요일 오후 6시 경쯤, 옆방에서 컴퓨터를 하고 있는 아들을 불렀다.

"아들아!"

"네" 하는 소리와 함께 문이 열렸다.

"우리 가족 모두 올림픽공원에 산책이나 하러 갈까?"

"네, 좋아요!"

당시 고등학교 3학년이던 맏딸과 아들, 그리고 예쁜 우리 마누라. 이렇게 네 식구는 둔촌시장 중앙을 지나가며 시장 구경도 하였다.

"우리 올 때 저거 사서 저녁에 술이나 한잔할까?"

"좋지!"

집사람이 방긋 웃는다. 그렇게 올림픽공원에 도착해 아이들은 학교생활에 대해 둘이 서로 이야기를 하고 즐겁게 웃으면서 산책을 하던 중 아들이 불쑥 말을 꺼냈다.

"아빠, 나 있잖아요! 고등학교를 여기서 다니고 싶지 않아요."

헉! 순간 숨이 턱 막혔다.

"갑자기 왜?"

하면서 머릿속이 복잡해졌다. 혹시 학교에서 무슨 일이 있나? 아니면 친구들과 문제가… 그럴 리는 없을 테지만 그래도 혹시나 하는 생각에 나의 표정이 굳어지는 것을 느낄 수 있었다. 아들은 공부면 공부, 친구면 친구, 모든 면에서 제 스스로 알아서 하는 아이였기 때문에 지금까지 걱정을 했던 기억이 없다. 걱정은 고사하고 특별히 신경을 써본 기억조차도 없다. 초등학교 때 전교회장에 출마한다고 했을 때에도 부모로서 도와주기는커녕 오히려 시끄럽게 친구들을 집에 데려온다고 야단을 쳐서 밖으로 내몰았던 적이 있었다. 그래도 아들은 불만 한번 내색하지 않았다. 그리고 어느 날,

"나 어저께 전교회장 됐어요."

"그래? 아빠가 어떻게 하면 되니?"

"괜찮아요. 내가 일만 잘하면 되죠, 뭐!"

하면서 씩, 웃는 아이였다. 그때 참으로 자식 키우는 보람을 느꼈는데 그런 아이가 갑자기 고등학교를 가지 않겠다니! 가던 길을 멈추고 가만히 아들놈의 얼굴을 쳐다보았다. 내 표정을 본 아이도 꽤나 당황한 것 같았다. 아들은 멋쩍게 웃으며 말했다.

"그렇게 놀라지 마세요. 상의하자는 거예요."

나는 다시 물었다.

"이유는?"

"그냥 저는 큰물에서 놀고 싶어요. 서울이 아닌 전 세계를 무대로 꿈을 키워보고 싶어요."

그제야 긴 한숨을 내쉬었다. 내가 너무 앞서 나갔나 보다. 고등학교를 안 가겠다고 하는 소리인 줄 알았으니, 나도 참! 아들 녀석의 초등학교 5학년 때 기억이 떠올랐다. 그때 "아빠! 나는 이다음에 크면 전 세계를 다니며 무역업에 도전을 할 거야!"라고 했다. 그때는 아무 생각 없이 "꿈은 좋은데?" 하고 흘려들었었다. 그런데 지금 이 순간 다시 진지하게 그 말을 하고 있지 않은가? 그 또래 다른 아이들처럼 그냥 어린 마음에 하는 말이려니 하고 무심히 넘겼었는데 말이다. 아무리 내 아들이긴 하지만 정말이지 가끔은 깜짝깜짝 놀라게 된다.

"그래, 그러면 네 생각을 한번 다 얘기해 봐."

"고등학교는 중국으로 가고 싶어. 그리고 대학교는 인도 쪽으로 갔으면 하고. 그다음에 일본으로 가서 정식으로 무역학을 공부해 보고 싶어요."

"그래? 하지만 지금은… 우리가 경제적으로 조금 어렵지 않겠니?"

사실이었다. 내가 무능력해서 가족들이 고생을 많이 하고 있었다. 부모로서 자식에게 할 말이 없었다. 그런데 아이가 하는 말이 내 가슴을 울렸다.

"중국에 가는 비행기 표랑 그곳에서 한 달 정도 살 수 있는 돈, 딱 백만 원만 도와줘요."

"그다음엔 어쩌려고?"

"거기서 군밤장사를 하든 액세서리 장사를 하든 제 살길은 제가 찾으면서 공부할게요. 학교에서만 배워가지고는 언어가 빨리 늘지도 않고, 현지 주민들과 직접 부딪히면서 배워야 빠르거든요. 그리고 우리나라에서 별 도움이 안 되는 학원이나 왔다 갔다 하는 것보다 그게 비용도 훨씬 더 적게 들고요."

갑자기 가슴속에서 무엇인가 확 올라오는 느낌이었다. 마치 구토를 할 것만 같은? 그렇게 아들놈은 중학교를 졸업하고 몇 달을 집에서 놀았다.

"저 출국해요."

"그래."

"모레 오전 10시 비행기예요."

"벌써?"

대체 언제 그렇게 준비를 한 건지.

다다음 날 아침 6시, 자고 있는데 "다녀오겠습니다" 하는 씩씩한 목소리에 눈을 떠보니 아들이 큰 가방에 짐을 잔뜩 담아서는 문을 나서고 있었다.

"아들아…."

"예?"

"잠깐만."

"시간이 없어요…."

나와 집사람은 집 앞 큰길까지 뛰어나갔다. 17살, 아직은 어린아이인데….

"이제 겨우 17살인데…."

혼잣말로 중얼거리는 걸 아이 엄마가 듣고는,

"누구 아들인데, 잘할 거야! 잘하고 와!! 공항까지는 안 나간다!"라고 말했다.

"옙! 걱정하지 마세요. 공항에는 친구들 몇 명 끌고 가기로 했어. 이히히히…."

"그래, 어여 가! 몸조심하고. 도착하면 전화하고?"

이놈은 분명 제 엄마를 꼭 빼닮은 것 같다. 그렇게 택시를 태워서 보냈다. 원래 택시란 것이 저리 빨리 달렸었던가? 이렇게 우리는 어린 아들놈을 중국에 보냈다.

그리고 1년 만에 "엄마! 나 내일 서울 가요!" 하고 전화가 왔다. 아, 그동안 한 달에 한두 번씩 전화는 왔었다. 아무리 그래도 우리 눈에는 아직도 아기나 마찬가지인데 이 어린 자식 놈이 부모의 걱정하는 전화에 행여나 맘 약해질까 봐 우리는 전화도 하지 못했었다. 그래서 아들이 한 달에 두어 번 전화하는 것이 고작이었다. 그런데 1년 만에 집에 잠시 다녀간다고 연락을 한 것이다. 키는 얼마나 컸는지, 얼마나 변했는지 모든 것이 궁금했다.

"여보, 우리 공항에 마중 가볼까?"

"뭐 하러? 지가 알아서 오겠지."

어쩔 때 보면 우리 부부는 엄마, 아빠의 역할이 살짝 바뀐 것도 같다. "나는 아들이 좋아하는 닭볶음탕 하면서 기다릴 거야."

"그러세요."

그때 마침 전화가 울려서 채 한 번이 다 울리기 전에 받아보니 사업 파트너인 친구가 급하게 거래처 사장을 만나야 할 일이 있으니 나에게 대신 좀 해결해 달라는 전화였다. 오늘 아들이 집에 온다고 빼봤지만 급한 일이라고 하기에 하는 수 없이 볼일을 보고 집에 들어오니 저녁 8시가 훌쩍 넘었다. 1년 만에 가족이 모두 모여서 닭볶음탕에 저녁을 맛있게 먹고 그동안 못 나누었던 얘기를 하였다. 며칠 뒤 아들은 다시 중국에 들어갔다. 그리고 작년에 다시 서울로 와서 8개월 정도 집에 머물렀다.

"아들아, 아빠랑 산에나 갈까?"

"산에는 왜?"

"응, 산나물도 하고 약초도 하고 운동도 하고?"

"음, 좋아."

아들은 낚시도 좋아하고 산도 좋아한다. 내 아들임은 확실한 것 같다. 호기심이 많아서 무엇이든 해보려고 하는 적극적인 성격이라 내가 하는 것은 무엇이든 항상 같이 하려고 했었고, 나도 그런 녀석이 귀여워 항상 내 옵션인 양 옆에 끼고 다녔다. 아무리 그래도 어릴 때는 조금 험한 곳으로 데려갈 양 치면 내 할 일도 제대로 못하면서 걱정만 태산이더니, 지금은 옆에 있으면 어찌나 든든한지… 마음만은 백만 대군이 부럽지 않다.

"오늘은 날씨도 참 좋고 왠지 산에 가면 좋은 일이 있을 것 같아요, 아부지이…."

"그래…."

아들을 불러 복장을 갖추게 하고 산행에 필요한 장비를 1번부터 10번까지 다시 한 번 점검하고 산으로 향했다. 산은 태백에서 차로 1시간 정도의 거리에 위치한 '지억산'을 택했다. 해발 1,200m가 넘는 산이다. 나는 이 산 아래 '제동골'에서 태어나 15세까지 유년시절을 보냈다. 내가 이 산을 알게 된 것도 지억산과 호랑산의 정상 간격이 직선 5km밖에 안 떨어진 이웃 산이기 때문이다. 내가 바로 호랑산 밑에서 태어난 것이다.

"아빠? 호랑이 산은 왜 이름이 하필 호랑산이야? 호랑이가 많이 나왔어요?"

차로 걸어가면서 아들에게 산 이름에 대해서 설명해 주었다.

"지금으로부터 약 100년 전쯤에 아빠의 아빠, 그러니까 너의 할아버지가 12살 되던 해였다고 하더구나. 너의 할아버지의 큰아버님이 돌아가셔서 장례를 치르는 날, 마당 한 중앙에 불을 피워놓고 동네 아이들이 뛰어노는 것을 보고는 어른들이 '얘들아, 씨름이나 한번 해보거라' 하고 제안을 하면서 '이기는 사람에게는 떡 한 사발을 주마' 했단다."

"응, 아빠? 떡 한 사발이 뭐예요?"

"응, 사발이란 지금 우리가 사용하는 밥그릇 알지?"

"네."

"그 밥그릇인데, 사기 그릇. 즉, 도자기 밥그릇이야."

"아….'

"아무튼 그리고 진 사람에게는 벌칙으로 호랑이가 물어가기로 정했지. 씨름을 한참 하다가 한 아이가 넘어지고 다른 아이가 이겼다고 손을 번쩍 드는 순간, 갑자기 큰 소만 한 것이 뛰어들더니 넘어진 아이를 물고 바람같이 산 속으로 사라졌어. 그리고 10초가 되기 전에 아이가 저 건너 산 속에서 살려달라고 소리를 치는 거야. 아이의 부모와 동네 어른들이 횃불을 들고 산으로 달려가는데 산에서 무엇이 날아와 횃불을 든 사람의 손을 쳤댄다. 무엇인가 살펴보니 아이의 팔 한쪽을 던진 것이야. 사람들이 어떻게 했겠어? 모두 혼비백산해서 집으로 꽁지를 뺏지. 그러더니 몇 분 후 호랑이 산 정상 부근에서 아이의 찢어지는 울음소리가 나고 다시 고요한 적막이 흐르더란다. 다음 날 동네는 또 한 번 초상이 난 것이지. 그때 그 아이 나이가 13살, 네 조부님보다 1살 위인 사촌형이라더구나. 동네 젊은 청년들과 어른들은 날이 밝자마자 20여 명이 모여 몽둥이와 도끼 등, 멧돼지를 잡는 창까지 모두 동원해서 수색에 들어갔대. 마지막으로 아이가 울었던 장소로 찾아갔지. 아, 그런데 바로 그 자리에 아이의 머리와 두 발목, 한쪽 손목만 남기고 다 먹었더란다. 호랑이에게 먹힌 시신은 집으로 올 수 없어 그 아이의 유골을 산에서 나무로 화장하는 사이 마을 사람 3명이 마을로 돌아와 시루, 시루란 떡을 찧을 때…."

"아빠 알아요. 시루떡. 그 시루 본 적 있어요."

"응, 그래. 그 시루 단지를 산으로 가져가서 유골을 태운 재를 거꾸로 덮어주었다 하더라. 아빠도 어릴 때 그 산에 더덕 캐러 가서 넓은 돌 위에 깨진 시루를 본 적이 있단다. 지금도 그 자리에는 아마 깨진 시루 조각이 있을 거야. 그래서 그때부터 이 산의 이름이 호랑산이란다."

아들과 이야기하면서 오는 사이 제동에 도착했다.

"아빠?"

"응."

"그런데 제동은 왜 제동이야?"

나는 내가 살던 집에 차를 세우고 내리면서 바로 옆의 산을 손으로 가리켰다.

"저기를 봐. 저 바위가 어떻게 생겼지?"

"음, 글쎄요. 무슨 동물 모양 같은데?"

"마치 돼지가 입을 벌리고 있는 것 같지 않니?"

"아! 그러고 보니 그런 것 같아요!"

"그래 바로 그거야. 식당에 가면 제육볶음 같은 거 알지?"

"응!"

"바로 돼지 제. 그리하여 제동이란다. 아빠가 살던 집 근처가 아랫제동, 저기 윗동네가 윗제동이야."

우리는 아랫제동에서 안골로 해서 느릅나무골 정상을 가로질러 호랑산 정상 부근 시루 조각 있는 곳을 구경하였다. 그리고 지역산 중턱을 올라 정상에서 큰 구대가서 쇠구덩이를 (여기가 쇠구덩이라는 건 옛날에 이 구덩이에서 소가 많이 빠져 죽어 붙여진 이름) 보여주기로 했다. 직선으로 된 동굴인데 입구 넓이가 약 6m나 되고 길이는 8m나 된다. 깊이는 어른 주먹 크기의 돌을 던지면 꽹과리, 종 등을 두드리는 소리와 함께 약 5분을 내려간다. '지금은 어떻지?' 하며 가보려 하는데 쇠구덩이 약 5km 부근에 돌이 전혀 없었다. 수백 년 동안 사람들이 재미

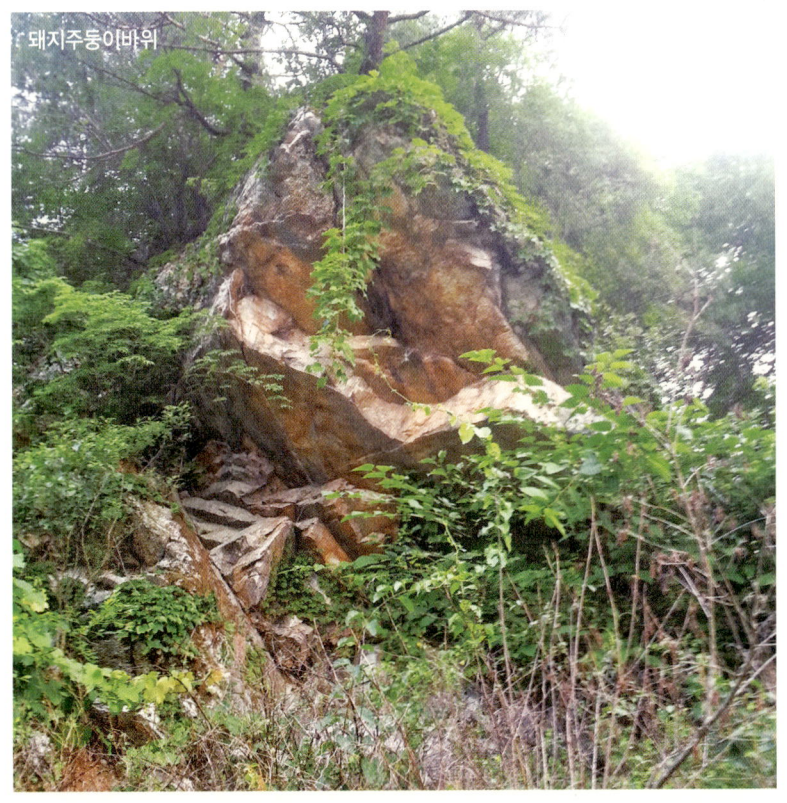

돼지주둥이바위

로 여기에 돌을 던져 넣어서 주변에 돌이 없다. 그래서 중간에 적당한 돌을 준비해 가야 한다.

그다음에는 자작재를 지나 소요시간은 총 8시간(윗제동에서 아랫제동의 거리는 걸어서 20분이면 된다). 어릴 적 이 코스를 1년에 열 번 이상 다녔기 때문에 아주 잘 알고 있다. 지금으로부터 약 40년 전이나 지금이나 이곳은 등산길은커녕 그 어떠한 길도 없다. 산에서 더덕이나 약초를 캐려면 길로 다녀서는 수확을 기대할 수 없기 때문에 험한 넝쿨과 풀밭을 헤치며 다녀야 그 속에서 자생하는 것들을 겨우 찾을 수 있다. 아들을 데리고 생각한 대로 안골에서 느릅나무골 9부 능선을 타는 순간, 전방 50여 m쯤에서 이상한 것을 발견했다.

"잠깐, 쉬!"

목소리를 최대한 줄여 아들을 그 자리에 세웠다.

"아들아, 저기 좀 봐봐."

"왜요?"

아들도 귓속말처럼 작게 말했다. 우선 주위를 둘러보며 우리가 대피해야 할 큰 나무를 찾아보았다. 5~6m쯤 되는 나무 옆으로 가서 아들 손을 잡고 발자국 소리도 죽여 가며, 아들을 먼저 안전한 곳까지 오르게 했다. 그리고 짐과 손에 들고 있는 괭이를 높은 나뭇가지에 걸어놓은 후 나도 나무에 올라 안전하게 준비한 다음, 어리둥절해 있는 아들에게 설명해 주었다.

"저기 보이는 저 위치가 지금 멧돼지가 새끼를 낳은 지 2~3일밖에 안 된 곳이란다."

위치를 설명해 주니 아들은 쉽게 알아봤다. 반경 30m에는 풀이 하나도 없는데 그 풀을 뜯어 산소의 봉분처럼 수북이 쌓아놓은 것이다. 아들이 물었다.

"아빠, 저것은 알겠는데 새끼를 치고 간 자리일 수도 있잖아요?"

"아니란다. 그래서 미리 잘 살피고 접근을 해야 하지만, 잘못 판단하고 접근했다가는 크게 당하고 말아. 지금부터 설명해 줄게."

우리가 있는 곳에서 그곳은 아주 자세히, 잘 보였다.

"지금이 5월이잖니? 4~5월에는 모든 야생짐승들이 새끼를 낳아 기르지. 다른 동물들은 땅속에 굴을 파고, 노루 같은 것들은 바위 밑에, 또는 큰 나무 밑에서 출산을 하지만 멧돼지들은 주위의 풀로, 특히 억새풀이나 어린 참나무 풀로 집을 짓고 그 속에 새끼를 낳아 기르거든. 새끼는 집 속에서 20일 정도가 지나야 어미를 따라다닐 수 있어. 그때가 돼야 집을 버리고 떠나는 거지. 저것을 봐. 아직 풀이 마르지 않고 시들하지? 푸른색이 남아 있고 속 쪽으로는 풀이 아직 살아 있는 것처럼 보이잖니."

"아….."

"그러면 저 집을 지은 지 며칠이나 되었겠니?"

"그렇겠네요."

"자, 그럼 우리 시험해 볼까?"

나는 나무에서 내려와 주위에서 어른 주먹만 한 돌을 5~6개 주워서 던지기 시작했다. 5개쯤 던지니 갑자기 풀 더미가 번쩍 들리는 것이 아닌가? 나는 다시 나무 위로 급히 올라갔다. 아들이 입만 '쩍' 벌리고 눈을 동그랗게 떴다.

"아, 아…."

아들 옆에 앉아서 숨죽인 채 구경을 했다. 돼지는 밖으로 나와서 두리번거리며 우리를 찾고 있는 것 같았다. 그러더니 내가 던진 돌을 보고 냄새를 맡고는 돌을 이빨로 와작! 씹는 것이었다. 참으로 무시무시했다. 독이 바짝 오른 눈치다.

"헉! 저런 무식한…."

아들은 눈이 빠져라 쳐다보고 있었다. 1시간가량 돼지를 구경하다가 서서히 출발 준비를 해야 하기에 슬슬 행동을 개시했다. 돼지는 자기 집 옆에서 놀고 있었다. 나무에서 내려가려고 하니 아들이 "아빠!" 하면서 못 내려가게 했다.

"괜찮아. 아빠가 사냥꾼이잖어."

인기척을 듣고는 돼지가 내 쪽을 보면서 경계하였다. 돼지는 자기가 위협을 느끼거나 새끼가 위협을 느낄 때는 공격을 한다. 돼지 집과는 50m. 공격권은 아니지만 우리는 경계지구에 들어와 있었다. 나는 둥글고 큰 돌, 말하자면 차바퀴만 한 돌을 돼지 쪽으로 굴렸다. 돌은 요란스런 소리를 내며 굴러갔다. 돌에 부딪히고 나무에 부딪히고. 꽝! 꽈작꽈작 요란스런 소리에 돼지는 놀라서 새끼고 뭐고 뒤도 돌아보지 않고 줄행랑을 쳤다. 우선 자기가 살아야 하기에. 모든 짐승! 사람도 마찬가지로 자기가 살아야 자식도 있는 법! 자신의 목숨이 위협받을 때는 그 어떤 장사도 없는 법이다. 자신의 목숨이 위협받지 않을 때 자식도, 가족도 있는 것이다. 돼지는 돌이 무섭게 자기를 향해 돌진해 오는 것을 보고는 '걸음아, 살려다오' 꽁지가 빠져라 숲 속으로 달아났다. 그제야 아들이 이 광경을 보고 나무에서 내려오며 하는 말,

"아빠! 아빠도 급하면 나 혼자 두고 돼지처럼 꽁지가 빠지게 도망칠 거지?"

"요놈아! 너나 꽁지 빠지게 도망치지 마, 인마!"

하면서 궁둥이를 탁 치며 말했다.

우리는 행복하게 웃으며 부자간의 정을 더 맘껏 느꼈다. 가슴이 훈훈했다.

"우리 빨리 이곳을 피하자. 도망을 치기는 했지만 5분 안에 이곳으로 다시 올 거야. 그땐 돌인지 뭔지 모르고 이상한 괴물이 소리를 내면서 달려드니 도망을 가긴 했지만, 그것이 사람이라는 것을 알고 나면 우리는 큰일 난다."

서둘러 그곳을 피해 호랑산으로 갔다. 호랑산 화장터. 그 시루 있던 곳을 한참 헤매다가 어렵게 찾았다. 나무들이 예전보다 너무 자라서 몇 바퀴를 돌다가 아들이 "여기 뭐가 있어요" 하는 말에 겨우 찾을 수 있었다.

"바로 여기다!"

"아빠, 이 조각들이 맞아요?"

"응."

"고추장 항아리 같은데…."

"그래, 정말이네?"

"나는 아까 아빠 이야기를 들으면서 그냥 전설로 만든 이야기인 줄 알았어요."

"너희들이야 그렇게 생각할 수 있겠지. 그러나 아빠는 할아버지께 직접 이야기를 들었어. 할아버지가 12살이었고 이 할아버지가 13살, 그리고 '사촌 형이란다' 하시며, 얼굴 생김새며 성격, 같이 놀았던 시절 이야기까지 비교적 상세히 이야기해 주셔서 진실임을 알았단다."

"그런데 아빠? 아빠는 어릴 때 혼자서 이곳에 무서워서 어떻게 왔어?"

"나도 처음에는 엄청 무서웠지. 그러나 아빠에겐 11살 때 무서움을 떨치는 계기가 있었단다."

"11살이요? 음…."

"응."

"말해 주세요!"

"지금은 좀 그렇구, 다음에 얘기해 줄게!"

"에이, 지금 듣고 싶은데…."

우리는 다음 장소로 계속 이동하면서 더덕을 캐고 쥐치, 백출 등을 캐며 지억산에 거의 도달했다.

"아들아."

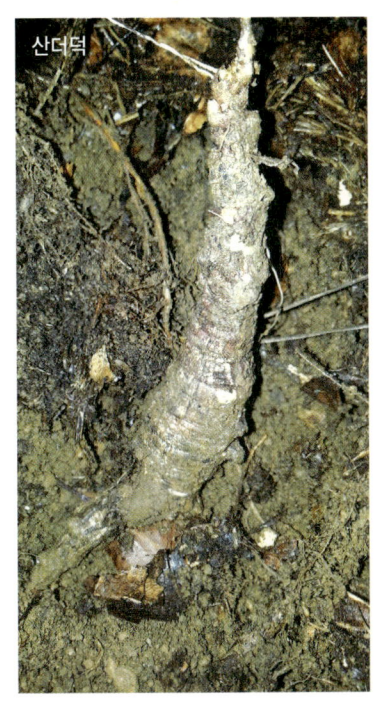
산더덕

"응?"

"우리 여기서 주먹만 한 돌 2개씩만 가져가자."

"왜요?"

"쇠구덩이 말이야."

"짐도 무거운데 무슨 돌이요. 아빠가 1개만 가져가요."

"너, 후회 안 하지?"

"이히… 네!"

"알았어."

나는 주먹만 한 돌 2개를 주머니에 넣었다. 지억산 정상에서 잠시 쉬면서 아들에게 말했다.

"아들아, 여기가 지억산 정상이야!"

"그런 것 같네요. 더 높은 산이 없어요!"

"응, 저기가 호랑산이고 저 봉우리가 자작재란다. 우리가 하산할 경로 말이야. 저기로 가서 저 산 아랫마을로 가는 거야. 아빠가 잘 모르는 지역 같으면 처음에 온 길로 되돌아보면서 머리에 산 모양이나 지형들을 설명했겠지만 그럴 필요가 없거든. 이곳 지형은 아빠 손안에 있을뿐더러 지금부터는 다른 길로 하산할 거니까."

그리고 지형을 보면서 덧붙였다.

"혹시 길을 잃었을 때를 대비해서 말이야, 저기 저 호랑산 상부 저 곳이 화장한 곳이거든?"

"아, 그런 것 같네요."

"저곳에서 너 혼자 길을 잃었다고 가정하자. 어떻게 하겠니?"

"응, 그러면 멧돼지 본 곳을 찾아야 하지 않을까요?"

"그다음은?"

"처음 안골을 찾아서 돌아가야지요."

"그래! 그럼 일행은 찾지 않고?"

"아, 일행도 찾아야 하겠네요."

"응, 그래. 초행길인 경우에는 말이야, 길을 잃었을 경우 일행을 찾다가 '어렵다' 생각이 들면 둘 중 하나는 빨리 포기할 줄 알아야 해."

"왜요?"

"그게 내가 살길이기 때문이야. 미련을 가지고 자꾸 일행만 찾다 보면 날은 저물 테고 몸은 몸대로 지치거든."

"아, 그럴 수도 있겠네요."

"일행은 내가 먼저 빨리 하산을 해서 만나면 되지만, 지쳐서 쓰러지면 다시는 일행을 볼 수 없을 수도 있거든. 그러면 네가 저 돼지 본 곳을 찾다가 못 찾으면 어떻게 해야 할까?"

"글쎄요…."

"그럴 때는 말이다, 저기 산을 보렴? 저 산의 계곡을 따라 내려가면 이쪽 산과 저쪽 산에서 내려오는 계곡이 모두 만나거든?"

"응!"

"그리고 더 계속 내려가면 저 멀리에 있는 산의 계곡도 마찬가지고."

"아….'

"그래서 계곡의 물이 만나 그것이 강을 이루게 되는 거지. 계곡을 따라서 자꾸 자꾸 가다가 보면 머지않아 물이 있는 곳에 사람이 살고, 마을이 있는 것이야. 우리나라 산은 아무리 깊은 산이라도 계곡을 따라 내려가면 집이 있고 마을이 나온단다. 산에서 괜히 길을 찾는다고 헤매면서 지쳐 쓰러져 귀한 생명을 버릴 무모한 짓을 하지 말고 침착하게 대처하면 일행을 안전하게 만날 수 있거든. 마을에 와서 모르면 마을 주민들에게 도움을 청할 수도 있고."

"아빠 말을 듣고 나니 그렇네요. 꼭 명심하겠습니다!"

한참을 쉰 다음 일어서려는데 아들이 "아빠!" 하고 불렀다.

"응?"

"나는 어릴 때부터 아빠가 말씀하신 약(한약)재 성분을 대충은 아는데요."

"그래."

"서당 개 3년이면 풍월을 읊는다고 하잖아요?"

"너 그게 무슨 뜻인지는 아니?"

"…나를 어떻게 보시고! 서당 개 3년이면 짖을 때 글 읽는 소리처럼 짖는다는 말이잖아요!"

"알았어, 알았어! 미안… 그래 말해 봐."

"쥐치는 어떤 데 쓰이는 거예요?"

"응, 쥐치는 염료로도 훌륭하지만 약효 또한 훌륭하단다. 아빠가 23살 때 일인데….."

우리는 이동하면서 이야기를 계속 이어갔다.

"속이 자주 아프고 설사를 자주했지. 지금 생각해 보면 장에 심한 염증이 있었던 것 같아. 간혹 피가 보이기도 했거든. 어느 날 산에 갔다가 쥐치가, 아마 수십 년은 묵은 모양이야. 한 뿌리에 싹이 수십 개가 나 있는 것을 보고는 채취해서 집에 가져오니 어머니께서 약탕기에 넣고 푹 달여서 주시더구나. 그것을 먹고 2년가량 화장실에서 대변을 볼 때마다 대변과 피가 한 대접씩 나오더라구. 나는 '아, 이제 이러다가 죽는 거 아닌가' 걱정했는데 이상한 것은 그러면서 배가 아프지 않고 편하면서 설사가 없어진 거야. 그러더니 오늘날까지 뱃속은 편하단다."

"참 좋은 약인가 봐요."

"그래, 쥐치는 염증을 치료하고 열을 내리고, 각종 암에도 쓰이지."

정상에서 약 100m쯤에 도달했다.

"잠깐."

옛날 생각이 났다. 이 부근에 산시호가 있었던 것 같은데… 20여 년 전 이곳에서 상당한 양의 시호를 채취했던 기억이 떠올랐다. 예전에는 낙엽송을 심은 지 얼마 되지 않아 어른 키밖에 되지 않았으나 지금은 아름드리나무가 되어 있었다. 세월이 빠르다는 것이 참으로 실감이 났다. 시호를 발견하였으나 예전처럼 많지가 않아 몇 개만 발견하고는 쇠구덩이를 찾았다. 길가에 있는지라 쉽게 찾을 수 있었다. 나는 아까 집어온 돌 하나를 꺼내 "돌이 하나밖에 없네?" 하며 시치미를 뚝 떼고는, "아들아, 잘 보아라!" 하면서 돌을 슬쩍 던졌다. 콰장창! 칭, 꽝꽝… 요란스러운 소리가 나기 시작했다.

잠시 후 '과~앙' 하면서 10초가량 소리가 들리지 않다가 꽝 하는 소리와 함께 멈추었다.

"이야!"

아들이 감탄하면서,

"도대체 얼마나 깊은 거야? 아까 돌 하나 가져올걸…."

영 아쉬운 기색이었다.

"거봐라, 아빠가 뭐라고 하더냐!"

하면서 1개 남은 돌을 건네주었다.

"아빠! 그러고 싶어요?"

하면서 장난스럽게 웃더니 돌을 받아서 살짝 던지자 아까와 같은 요란한 소리를 내면서 내려갔다. 아들놈은 꽤나 신기한 표정이었다.

"아들아, 여기로 와 봐."

"왜요?"

"글쎄 와 봐."

하면서 약 50m쯤 옆으로 데려갔다.

"여기서 땅에다 귀를 대고 있어 봐. 아빠가 100m 앞에 가서 발로 땅을 찰 테니 들리는가 봐라."

"에이…."

"글쎄, 들어봐!"

나는 100m쯤에 가서 땅바닥을 발로 몇 번 찼다.

"아빠, 아아아아… 들려요!"

나는 다시 와서 설명해 주었다.

"이 산은 말이야, 석회암으로 속이 비어 있단다."

"아빠! 그럼 이 산 속은 동굴이라는 거죠?"

"응, 그런가 봐."

"그럼 개발하면 되겠네요!"

"아마 가능성은 있을 거야."

우리는 다시 하산하기 시작했다.

"이제는 좀 서둘러야 되겠는걸?"

"응. 그런데 아빠, 아빠 호랑산에 대해 궁금한 것이 있어요."

"응?"

"호랑이가 물고 갔다는 아이 말이에요. 왜 하필 씨름에서, 그것도 내기를 해 진 사람을 물고 갔다는 거죠? 이해가 잘 안 되네요? 서서 손을 들고 있는 아이를 물고 가는 게 더 쉬웠을 텐데 말이에요."

"그래, 그것이 이해가 잘 안 되기도 할 거야. 그러나 아들아, 자연은 약육강식, 알지? 약한 자가 먹히고 강한 자는 산다. 호랑이는 사람의 내기 같은 것은 모르지만 배는 고프고 저기 먹잇감이 있는데 어떤 것이 좋을까 노리고 있다가 둘이 싸우고 있는 것을 보고는 기다리다가 한 아이가 싸움에서 지자, 약한 것이 힘이 적으니 자기도 쉽게 본 거야. 먹잇감이 약한 놈일수록 사냥은 더 쉬운 법이니까. 모든 포유동물들이 그렇지. 사람도 마찬가지잖니? 또 산행 때도 마찬가지야. 원기가 왕성하고 힘 있는 사람이 산을 오르면 모든 산짐승들이 긴장을 하고 경계태세에 돌입하지. 그러나 병자나 어린아이, 여자들이 산에 들어오면 짐승들도 긴장은커녕 경계도 하지 않거든."

"왜요?"

"사람인데 이놈들은 사람으로 보지 않고 힘없고 약한 그냥 자기와 같은 동물로 보는 거지."

"그러면 어떻게 하면 짐승들을 제압할 수 있어요?"

"음… 소리가 요란한 것을 휴대하면 편하겠지? 꽹과리나 징 같은 것! 아니면 호루라기? 그리고 괭이나 호미 같은 금속으로 돌들을 두드리며 요란하게 산을 오르면 이놈들은 '대단한 물건이 산에 온 모양이구나' 하면서 겁을 먹고 긴장을 하다가 점차 가까이 오면 슬며시 자리를 피해 도망친단다."

"아, 그러면 아부지? 뱀은 말이에요, 독을 품고 있는 것과 없는 것을 어떻게 알아요?"

하는 순간,

"아빠! 저기 뱀뱀!"

하고 소리를 지르는 바람에 깜짝 놀랐다. 사내자식이…

"아유, 이놈아! 간 떨어질 뻔했잖아!"

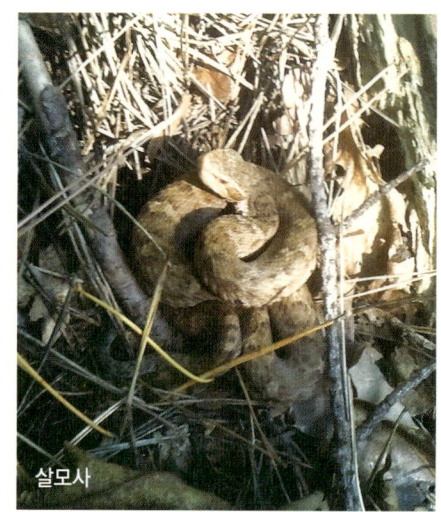
살모사

살모사였다. 그리 크지는 않았지만 용맹스러운 것이 수컷인데 똬리를 틀고 혀를 날름대며 사람을 노려보고 있었다.

"살모사네."

"그럼 독뱀이네?"

"그렇지. 독이 있는 뱀과 없는 뱀을 어떻게 알 수 있느냐 하면 우선 뱀의 크기를 보고 짧으면서 통통하고 머리는 삼각형이고, 사람을 보고도 빨리 도망치지 않고 여유를 부리는 놈은 십중팔구 독이 있다는 뜻이야. 자기의 독을 과시하는 거지. 독이 없는 뱀은 자기가 무조건 살아야 하기 때문에 사람을 보는 순간 36계 줄행랑이지. 그러나 구렁이 종류는 또 달라. 아주 느리단다. 순한 놈이라서 사람을 봐도 빨리 도망치지 않거든. 그러나 덩치는 크고 길단다. 그리고 이놈은 말이야, 자기 몸 가까이에 물체가 다가오면 순식간에 문단다. 봐라…."

내가 지팡이를 가까이 가져가는 순간 이빨을 벌리면서 물었다. 그리고는 스르르 기어가버렸다. 나는 지팡이로 꼬리 부분을 살짝 눌러 주었다.

"뱀은 자기의 몸길이 1/2을 중심으로 하단 부위를 건드려도 앞으로 전진만 하려고 한단다. 그러나 상단 부위를 건드리면 바로 돌아서서 물어버리지. 뱀에 물린 사람을 보면 어느 부위를 밟았는지 알 수가 있어. 발등을 물렸으면 머리에서 20cm쯤이고 종아리는 35cm쯤이란다. 뱀은 위협을 느끼지 않으면 절대로 물지를 않아. 그리고 하늘이 밝고 해가 있는데 소낙비 오는 소리가 나면 주위에 살모사가 있다는 뜻이지. 뱀이 경계를 알리는 소리로 꼬리를 떨어 '쉬~ 쉬' 하는 소리를 낸단다."

"아, 들어본 것 같아요!"

우리는 이야기를 하면서 다시 길을 재촉했다.

"뱀아, 잘 가거라! 저게 독뱀이 아니었으면 누나한테 잡아다 주는 건데…."

하고는 아들이 뱀에게 인사하였다.

1시간여 만에 차 있는 곳에 도달했다.

"자, 빨리 가야겠다! 엄마한테 전화해서 1시간쯤 후면 도달할 거라고 배고프다고 해."

"네."

아들이 전화를 하고, 고한읍을 지나 함백산 정상을 넘어 집에 도착하니 저녁 8시경이었다. 집사람이 저녁상을 차리며 기다리고 있었다.

저녁 먹는 사이 아들은 "엄마 있잖아… 있잖아…" 하면서 멧돼지며 쇠구덩이 등 재잘재잘 신이 나서 자랑하였다.

"엄마랑 누나도 오늘 우리 따라가지…."

"다음에 갈 때 같이 가면 되지."

"그럽시다. 다음엔 식구들 모두 맛있는 거 싸가지고 가자구!"

그렇게 약속하고 간단하게 반주 한잔을 곁들인 후 꿈 속 나라로 들어갔다. 다음 날을 위해….

토끼를 줄로 묶어놓았어야죠

오랜만에 내가 존경하고 나를 친동생처럼 아껴주시는 형님 생각이 나서 전화를 했다.

"여보세요?"

"어이구, 동생! 오랜만일세."

"예. 형님."

"그래, 식구들은 다들 편안하고?"

"예. 형님 생각이 나서 전화했습니다."

"고맙구먼…."

"형수님 하고는 어제 통화를 했습니다."

"그래, 잘했네. 자네 요즘 뭐 하나 한번 해보라고 했지."

"그러셨습니까? 그러잖아도 요즘 심심합니다."

"그래, 이야기 들었지?"

"예."

"이번 주말에 시간 어떨까 궁금해서…."

"저야 항상 대기 중입니다!"

"좋았어! 이번 주 토요일일세."

"예! 그럼 목적은 무엇으로 정할까요? 더덕, 산나물, 봉령, 천마…."

"글쎄 무엇으로 할까?"

"목적이 정해져야 산을 결정할 수 있어요."

"그렇지. 응… 그럼 말이야, 우리 하루 시간이 더 있으니 내일 오후까지 고민 한번 해보세!"

"그럴까요? 그럼 내일 통화하는 걸로 하고 들어가십시오."

"오케이!"

태백산 밑에 집이 한 채 있어 주말이나 시간이 나는 대로 자주 그곳으로 간다. 집에는 살림살이와 가재도구들이 그대로 있기 때문에 몸만 가면 쌀이며 반찬, 걱정할 것이 없다. 아이들은 서울에서 학교에 다니고, 사업 때문에 살림살이 들이 여러 곳으로 나뉘어 얼마 전에는 대충 정리를 하고 집사람이 있는 곳으로 합쳤다.

어떤 목적으로 산에 가든 이번 산행은 태백산 자락에 있는 산을 택해야 할 것 같다. 태백 일대의 큰 산들은 '태백산', '함백산', '장산', '삼동산', '매봉산' 등으로 대부분 해발 1,300m 이상의 대형 산들이다. 산에는 많은 풀과 나무들이 자라지만 식물들은 집단을 이루어 자생하기 때문에 산마다 그 종류가 다르게 서식한다. 그리고 골짜기가 깊고 험

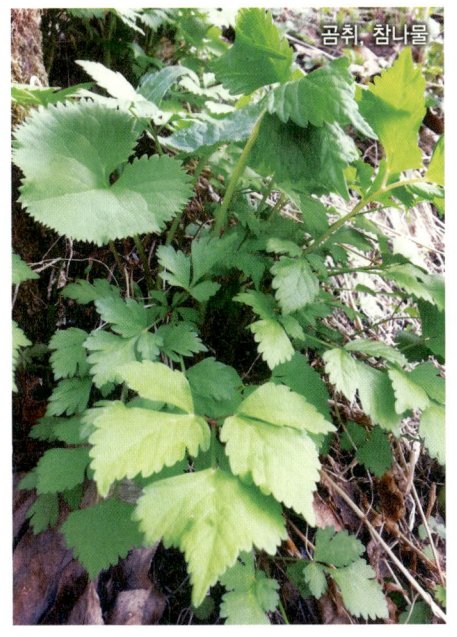
곰취. 참나물

준한 곳이 많아 미리 코스를 정하고 시간과 행보를 조절해야 귀가 시간을 맞출 수 있다.

태백산에는 '참나물', '곰취', '취나물' 등이 많이 서식하고 함백산에는 '유리대', '참나물', '취나물', '음양곽' 등이 서식하고, 장산에는 '곤드레', '개미취', '으너리' 등이 서식하는데 산마다 산나물이 조금씩 차이가 있다. 물론 산에 다들 서식은 하나 그 양에 차이가 있다는 얘기다.

다음 날 오후 1시 20분경 전화가 울렸다. 발신자는 당연 형님이시다.

"동생, 나일세!"

"예. 형님."

"내일 아침 일찍 7시경에 만나서 출발하세."

"목적은 무엇으로?"

"응. 글쎄 말이야."

"그럼 형님, 요즘에 자연산 '표고버섯'이 날 시기인 것 같은데요."

"그래? 그럼 그곳을 탐색해 보게. 나보다는 자네가 낫지 않겠는가?"

"하하. 그런데 큰 기대는 마십시오."

"기대는 뭐, 나는 산에 간다는 것만으로도 설레는 걸?"

말이 나와서 하는 말이지만 형님은 산을 무척 좋아하신다. 예전에는 산의 난을 좋아하셔서 주말마다 함께 산을 타고는 했다. 형님은 댁에 야생 난들을 수백 종이나 보유하고 계시는데, 아주 고가의 난도 180여 종이나 있었다. 허나 요즘에는 산을 탈 시간이 없으시단다. 그도 이해가 가는 것이 공기업의 중역이시기 때문에 나도 전화통화를 하기 어려운 지경이다. 그래서 지금은 '나중에 정년이 되면…' 하고 기다리는 중이다. 형님에게는 조금 미안한 말이지만 말이다.

저녁에 장비를 다 챙겨두고 내일 산행을 할 산과 코스를 머리에 그리며 잠이 들었다. 새벽에 서둘러 약속 장소에 도착하니 형님과 일행 한 분이 더 있었다. 형님의 4촌 손윗동서로 예전부터 아는 분이라 인사를 하고 산으로 출발했다. 형님 차는 산을 오르기에 적당치 않은 것 같아 세워두고 내 차로 출발했다.

"산은 어디로 정했나?"

"예. 우선 소원바위산을 오르면서 '산표고'를 보고 좌측을 비스듬히 도는 듯이 8km만 오르면 중간 중간 '참나물'과 '곤드레'가 있고요, 더 오르면 '민골'이 나옵니다. 그곳에서 우측 산을 탐색하면 '곰취'밭이 있지요. 이곳은 산새가 험준해서 일반인들은 잘 모르는 곳이에요."

"알았어. 우리는 잘 모르니 자네가 안내를 잘하게…."

"옙!"

어느새 목적지에 거의 도착을 했다.

"저기 보이는 곳이 우리가 차를 주차할 곳입니다."

"그래."

큰 형님은 "야, 산 경치가 정말 일품인데?" 하신다. 그렇다. 이 산은 그리 크지는 않지만 암벽 산이다. 울산 바위처럼 앞에는 작은 암벽 산으로 이루어져 있고 뒤편으로는 '민골'이란 골짜기지만 예전에는 마을이었다. 50년 전에 대한 중석(텅스텐) 광산이 한참 호황기일 때는 이곳이 마을이었지만 지금은 집 없는 산골짜기, 소나무들이 무성한 그야말로 산속이다.

"예. 밑에서 보는 멋과 올라가서 보는 멋이 다릅니다. 저기 봉우리 정상에서 점심을 먹고 여기서 보이지는 않지만 저 산 너머에서 오늘 목표물인 산나물을 채취할 겁니다."

"그래, 오늘 동생이 있으니 형님은 걱정을 붙들어 매십시오!"

"그러면 아우가 부담이 될 텐데?"

나는 내심 '오늘 잘되어야 할 텐데' 하며 은근히 걱정이 되었다. 차를 주차하고 우리 일행은 장비점검에 들어갔다. 1, 2, 3 … 10! 이상 없음.

"형님들! 오늘 산행에 대해 주의사항 딱 한 가지!"

"응? 뭐?"

"우선, 꼭 명심하셔야 할 사항입니다. 이것은 산행할 때 가장 주의해야 할 것이지요."

"응. 말해 봐."

큰 형님이 재촉하면서 웃으셨다. 작은 형님은 함께 산행을 많이 했기 때문에 나의 주의사항을 눈치 채고는 "동생, 내가 말할게"라고 하셨다.

"예. 형님."

"우선 일행과 멀리 떨어지지 않는다. 맞지?"

"예. 그렇습니다. 산나물을 하다 보면 나도 모르게 욕심을 부리게 되지요. 그럴 수밖에 없는 것이 앞으로! 앞으로 좋은 것이 있는데 눈으로 보고 그냥 돌아설 수가 없거든요. 그리고 잠깐 사이 일행들은 또 반대편에서 똑같은 상황이 되고. 이러다 보면 조난의 원인이 되는 겁니다."

그러자 큰 형님이 의아한 듯 물었다.

"그럼, 그 좋은 것들을 보고 포기해야 하나?"

"아닙니다. 산에서 대화를 자주하면 됩니다. 같이 즐겨야지요. 좋은 것이 있으면 불러서 같이하고, 없으면 같이 찾아서 하고. 어차피 하루는 동업이니 내가 수확이 좋다고 혼자서만 할 수는 없지 않겠어요? 나누는 즐거움 또한 신나는 일이니까요. 괜히 욕심 부릴 필요도 없고 그러면 일행을 잃을 염려도 없지요."

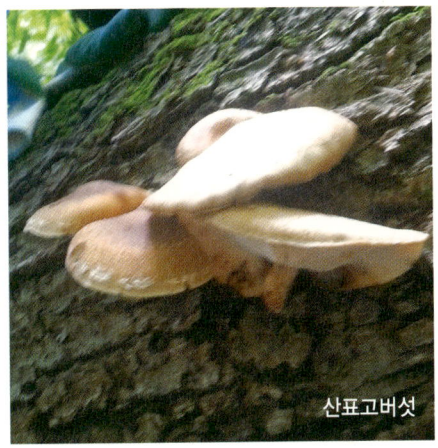
산표고버섯

"그래, 오늘 우리는 동업자네."

"예!"

하고 혹시나 하는 마음에 우리가 산행할 산의 반대편 산과 지형을 상세히 설명하고 산을 오르기 시작했다. 그리고도 중간 중간 수시로 돌아서서 우리가 올라온 곳이며, 처음에 본 것 등을 기억할 수 있도록 설명해 드렸다. 50분 정도 걸려서 표고버섯 서식지에 거의 온 것 같았다.

"자, 형님들! 이곳이 표고버섯이 나는 곳이랍니다!"

"그래? 어떤 곳에 있는지 땅을 잘 보고 다녀야겠는걸?"

"아닙니다. 표고버섯은 참나무 썩은 곳에 있으니 나무가 썩어서 넘어진 곳만 잘 보시면 됩니다."

"아, 그렇군."

그러고는 버섯의 서식지가 여기서 저기 보이는 큰 나무와 저 아래 봉우리, 그리고 옆의 능선을 경계로 하여 이 안쪽에만 있으니 절대로 이 경계를 벗어나지 않도록 당부 드렸다. 지금부터 시작! 드디어 탐색에 들어갔다.

"큰 형님은 저쪽을, 작은 형님은 이쪽을, 저는 이쪽에서 저쪽과 위를 탐색할 테니 발견하시면 소리를 질러 같이 모여서 합시다."

각자 위치를 향했다. 잠시 후 큰 형님 쪽에서 소리가 났다.

"어이, 여기에 무엇이 있네."

각자의 거리가 6~70m 정도 되었다.

"버섯인가요?"

"그런 것 같네. 모여모여!"

잠시 후 그곳에 도착하였다.

"이것이 맞지? 내가 표고는 시중에서 많이 보았거든. 그런데… 표고 같기도 하면서 뭔가 이상해."

"예. 형님! 맞습니다. 산표고는 작으면서 색깔이 조금 노란색을 하고 있지요."

"그런 것 같으이."

바로 옆 땅바닥에 나 있는 버섯 몇 개가 보였다. 작은 형님이 표고 버섯 하나를 따서 옆에다 견주어보았다.

"이것도 비슷한데 같이 견주니 확연히 다른데?"

"예. 형님. 비슷하지만 같이 보면 다르지요. 사람도 일란성 쌍둥이가 그러하잖아요."

"맞아, 옳거니! 그럼 동생? 버섯 중에 독버섯과 식용버섯은 어떻게 구분을 해?"

"예. 독버섯은 땅에서 나지요."

"아… 땅에서 나는 것이 독버섯이었군?"

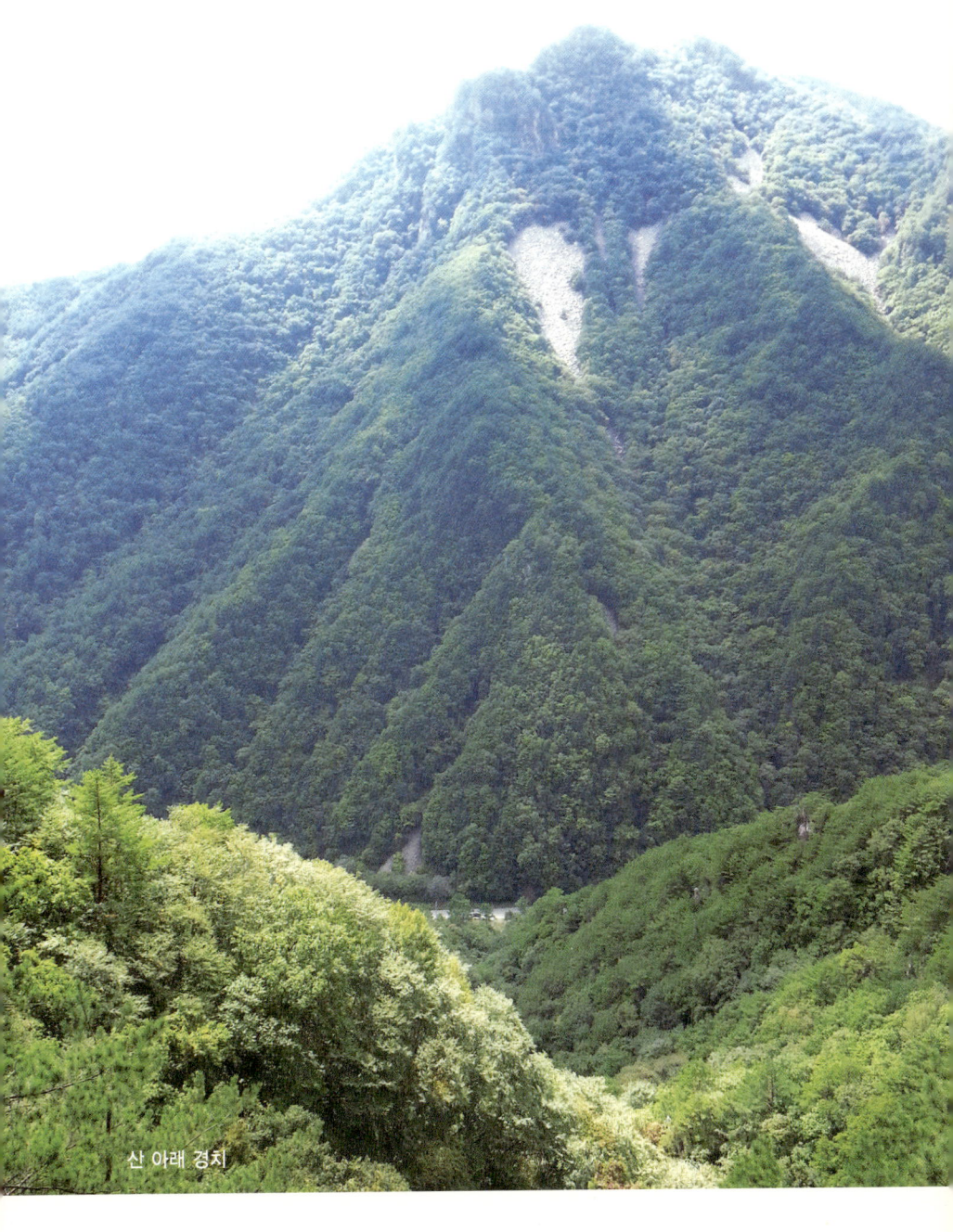

산 아래 경치

"형님, 송이도 땅에서 나고 능이도 땅에서 납니다. 그런 것이 아니고 대부분이 그렇다는 것이지요. 그러나 나무에 매달려 자라는 버섯은 거의 독이 없는 것이 많아요."

"그럼, 나무에도 독버섯이 있을 수 있다는 것인가?"

"예. 조심해야지요. 자세히 알지 못하는 것은 전문가나 잘 아는 사람에게 확인을 거친 후에 먹어야 합니다."

"응. 그렇겠구먼."

그곳에서 상당한 양의 표고버섯을 수확하고 다음 행선지로 출발했다. 20여 분 오르니 곰취나물 밭에 도착했다. 곰취가 자연산이라 싱싱하고 부드러운 것이 참 보기도 좋았다. 곰취나물을 거의 다 수확하고는 소원바위 정상을 오르니 마치 비행기를 타고 아래를 감상하는 듯했다. 아니 비행기는 견줄 바도 아니었다. 바람은 산들산들 시원하게 땀을 식혀주고, 시원하고 맑은 공기를 마시며 깎아지른 듯한 절벽에 서 있으니 마치 신선이라도 된 듯했다.

"야… 호…."

작은 형님이 소리를 질렀다. 큰 형님이 신기한 듯이 아래를 내려다보며 말했다.

"저 아래 저기 우리 차가 아닌가?"

"예. 맞습니다. 저곳에 차를 세워두고 저기, 저기로 해서 여기까지 올라왔지요."

"그런 것 같구먼. 그런데 말이야, 차가 바로 발아래 있는 것 같구먼? 손톱만 한 것이 말이야."

이곳에서 점심을 먹으면서 쉬었다 가기로 했다. 식사 도중에 나는 아까 본 소원바위의 유래에 대해 이야기 보따리를 풀었다.

"지금으로부터 80여 년 전. 이곳 아래 동래에 '방' 씨 성을 가진 한 부부가 살았는데 자식이 없어 고민하던 중, 촛대처럼 우뚝 솟은 바위를 보고는 이곳에서 자식을 점지해 달라고 석 달 하고도 열흘 동안을 하루도 쉬지 않고 소원을 빌었답니다. 그 덕인지 태기가 있어 자식을 낳고 보니 튼튼한 사내아이더랍니다. 그때부터 이 바위를 소원바위라 불렀다고 하는데, 그때 낳은 아이가 이제는 80을 얼마 앞둔 노인이지요. 그 노인이 지금 보이는 저 골짜기에 지금도 살고 계신답니다."

식사를 마치고 한참을 쉰 뒤 다시 산행을 시작했다. 민골을 좌측으로 돌면서 숲을 헤쳐 나갔다. 곤드레 밭에 도착을 했는지 드문드문 곤드레가 보이기에 "곤드레 밭이다" 하고 내가 신호를 했다. 형님이 물었다.

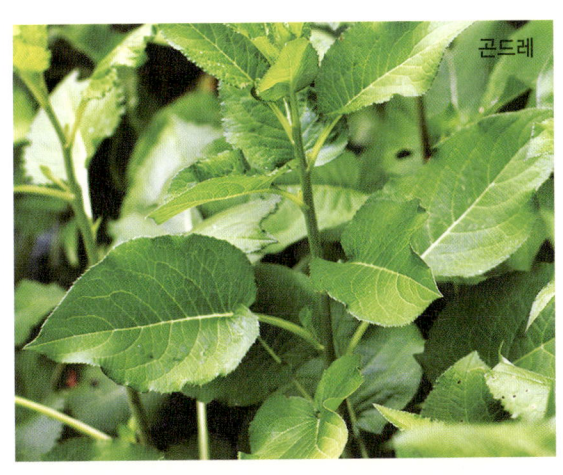
곤드레

"곤드레가 어떻게 생긴 것이야?"

형님이 묻기에 아까 따온 취나물과 곤드레를 비교하면서 설명을 덧붙였다.

"나물은 비슷한 것이 많은데 곤드레는 취나물과 같으면서 만져보면 취나물이 여자와 같은 느낌이라면, 곤드레는 남자처럼 느낌이 거친 편이고 자세히 보면 자잘한 털이 빽빽이 보이지요."

"아하! 그러네. 그런데 동생, 산나물 중에 제일 좋은 것이 무엇인가?"

"예. 물론 각자가 지니고 있는 개성이 다 다르기 때문에, 그 속에 들어 있는 성분도 모두 다르고, 모두 다 좋지요. 그래도 제일 좋은 것은요…."

하니 두 형님 눈이 반짝반짝 빛이 났다. 나는 잠시 뜸을 들인 후,

"제일 좋은 것은 말입니다. 산나물은 한 가지가 아니니 여러 종류의 나물을 한 데 섞어 먹는 것입니다."

라고 말했더니 작은 형님이,

"에이 이 사람!"

하셨다. 하지만 큰 형님은 이해를 하시는 듯 표정이 달라지는 것을 느꼈다. 나는 설명을 이어갔다.

"주부들이 밥을 지을 때 매일 흰 밥만 하는 것과 여러 가지 잡곡으로 지은 밥을 비교하신다면 이해가 가실 겁니다."

"아, 자네 말을 들으니 내가 질문을 잘못한 것 같구먼! 허허…."

"형님들! 앞으로는 어디에서든 시중에서 유통되는 산나물을 구입하실 때 주인에게 자세히 물어보고 구입을 하세요. 여러 가지 섞여 있는

나물을 묵나물이라 하는데 한 가지만 말린 것보다 잡곡밥과 같은 생각으로 여러 가지 섞여 있는 것을 구입하시면 제일 좋은 나물을 드실 수 있을 겁니다. 그리고 고급 나물! 아까 형님이 궁금해 하신 것 말입니다. 희귀하면서 고급으로 치자면 아무래도 '누리대' 나물을 으뜸으로 치지요. 시중에서의 가격도 장난이 아니지만, 정말 귀하답니다. 그러나 처음 먹어보는 사람은 입에 넣고 한번 씹으면 '웩' 하고 뱉을 수도 있습니다. 이름 그대로 누리대의 누린 맛이 아주 강하거든요. 지금은 일부 농민들이 재배를 해서 나오기도 하기 때문에 조금은 쉽게 구할 수 있을 겁니다. 한번 먹어보고 또 먹어보고. 마치 전라남도의 홍어회와 같은 중독성이 있지요."

"아, 그래?"

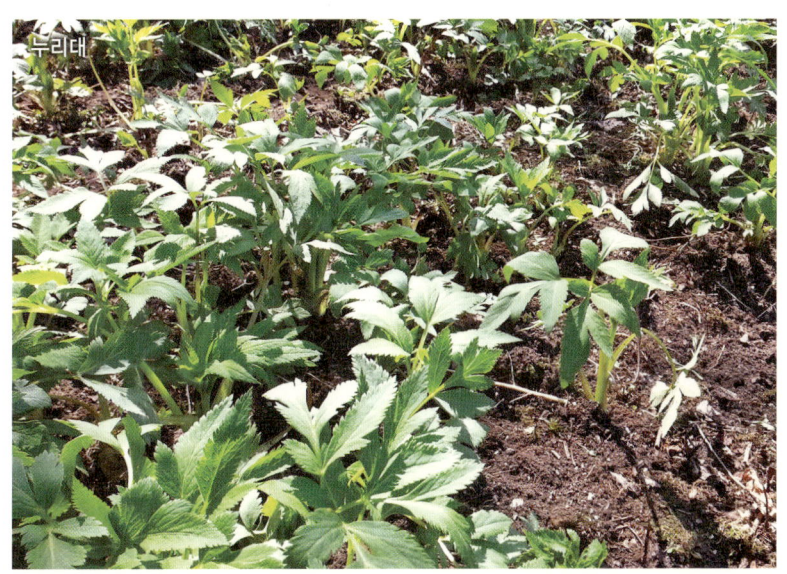
누리대

큰 형님이 한번 도전해 보고 싶다고 하자 작은 형님이 오늘이 좋은 기회인 것 같다고 했다. 곤드레를 상당히 많이 해서 계속 이동했다. 하산을 염두에 두면서 말이다.

"그리고 형님, 누리대가 제일 고급이라면 두 번째는 곤드레이지요. 곤드레에 대해서는 많이 들어보셨지요?"

"아주 맛이 있던데. 미식가들은 아마 곤드레를 다들 알고 있을 거야."

"그럴 겁니다."

그러던 중 예전에 나 혼자서 산삼을 캐던 일이 생각났다. 바로 이 부근 어딘가에서 13년 전 산삼 7뿌리를 캤었는데, 그때 어린 것은 그대로 두고 왔었다. 지금은 제법 자랐을 것으로 짐작이 되어 한번 가보기로 혼자서 생각을 하고 주위를 살펴보니 산 정상 쪽으로 약 150m 쯤인 것 같아, 형님들께는 이곳에서 저곳까지 벗어나지 말고 서서히 탐색을 하시라고 일러두고 나는 저 위에 잠시만 볼일이 있어 다녀오겠다고 했다.

"그곳에 무엇이 있는데?"

작은 형님이 물어보기에

"예전에 약초를 본 것이 있는데 지금은 잘 모르겠습니다."

하고 대답했다.

"그래? 그럼 우리는 지금 다리도 아프고 힘이 드니 이곳에서 쉬고 있겠네. 속히 다녀오게."

"예!"

산을 오르기 시작했다. 그곳에 도착해서 이곳저곳을 찾고 있는데, 역시나! 산삼이 보였다. 하나, 둘, 셋… 아니! 언제 이렇게 번식을 했지? 모두 27개나 되었다. 횡재다! 몇 개를 캐려다 아니지, 지금은 약성분이 가장 적을 때니 말복 때를 수확시기로 잡고 숫자만 확인 후 내려왔다.

'13년 전 어린 것 3개를 두고 왔는데, 제법 자랐구나. 다음에 보자.'

나는 황급히 일행과 합류했다.

"어? 금방 오는 것을 보니 없는 모양이구먼?"

"아니요, 몇 개가 있더군요."

"음… 어떤 것인지 우리도 좀 보세."

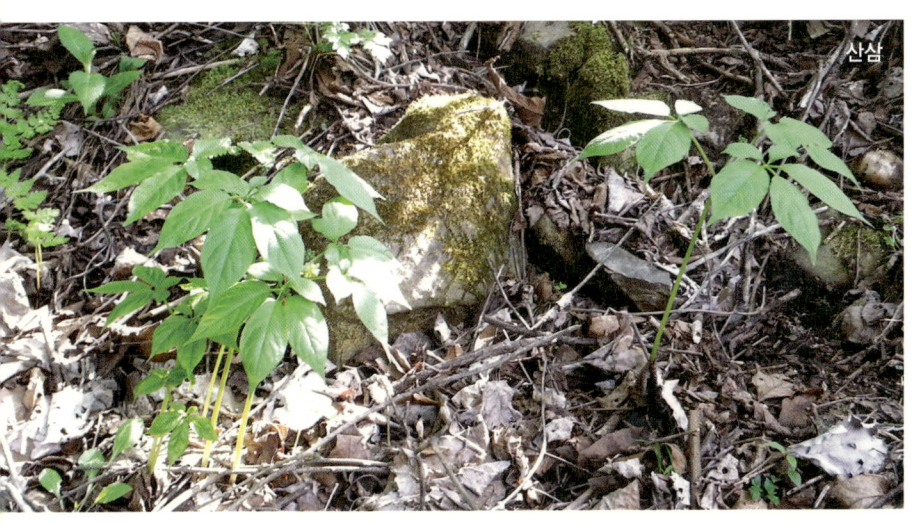
산삼

"아닙니다. 어려서 가을에 캐려고 그냥 두고 왔습니다. 다음에 형님들께 선물을 하지요."

"기대함세."

대체 어떤 약재인지 물어보지도 않고 형님들은 기대한다는 말만 웃음 뒤로 남겼다. 우리는 다시 하산경로로 이동했다. 큰 형님이 말을 걸었다.

"여보게, 아까 자네 혼자서 약초를 본다고 산을 오르는 것을 보았는데 마치 평지를 걸어가듯이 걸으면서 산짐승이 사람을 피해 도망가는 것처럼 빠르더군. 우리가 그곳까지 가려면 30분은 걸릴 것 같은 거리인데 산도 험하고. 그런데 자네는 채 5분이 안 걸려서 가더군."

"제가 도착한 것을 보셨습니까?"

"응, 이곳에서 나무 사이로 보이더군. 내려왔을 때도 숨찬 기색 하나 없고 말이야."

"예. 형님. 제가 지금부터 산을 탈 때의 요령을 알려드리지요."

두 형님은 걸음을 멈추고 나를 주시하였다.

"형님들은 산을 오를 때 어디에다 힘을 주십니까?"

"그야 물론 양쪽 다리가 아닌가?"

"그러시죠? 저는 아닙니다."

"뭐? 그럼 다리에 힘을 안 주고 어디에 줘?"

"예. 온몸에 고루고루 힘을 주지요. 상황에 따라서 팔에 더 힘을 줄 때도 있고, 어떤 때는 다리에 힘을 줄 때도 있지요. 자, 한번 따라해

보십시오. 우선 우리 주위에 누군가 있어 우리를 보지는 못하고 우리 소리만을 듣는다고 생각하십시오. 그러면 우리는 어떻게 해야 하죠? 소리가 나지 않게 마치 발뒤꿈치를 들고 가는 듯이 양팔을 벌리고 발자국 소리가 나지 않도록 살금살금. 이렇게 걸을 때는 온몸에 힘이 고루 분산되지요. 자, 한번 해보십시오. 하나 둘, 하나 둘. 어떻습니까?"

"맞아, 맞아! 아, 그런데 산에 오를 때 이것이 말처럼 쉽게 되느냐 말이지."

"하하… 무엇이든 훈련과 노력만 있으면 나중에는 습관처럼 자연스럽게 생활화가 되지요! 저도 처음에 단 수련을 할 때는 가슴으로 호흡을 하면서 기관지가 좋지를 않아 고생도 많이 했어요. 산을 조금만 올라도 숨이 차서 금방 죽을 것같이 힘이 들었지요. 허나 지금은 잘 때나 평소에도 나도 모르게 복식호흡이 저절로 된답니다."

"참! 그 복식호흡이라고 하는 걸 자세히 좀 설명해 줄 수 있나?"

"예. 말 그대로 배로 숨을 쉰다는 것이지요. 누워서 잠을 잘 때 보면 가슴이 들썩들썩 하지요? 이것은 가슴으로… 그러니까 폐에서만 호흡을 하는 것이고, 어린아이들은 배를 들썩거리며 숨을 쉬지요. 어릴 때는 배로 호흡을 하고 어른이 되면 가슴으로 호흡을 하거든요. 그러다 죽을 때는 목으로 숨을 쉬면서 일생을 마감합니다. 약해질수록 점점 더 목 쪽으로 올라오는 셈이지요."

"그럼, 우리에게도 자네의 비법을 좀 알려줄 수 있겠나?"

"그러지요. 헌데 오늘은 어렵고 형님들 시간 나실 때 2박 3일 날을 잡으십시오."

"아니! 그렇게 긴 시간이 필요한가?"

"그럼 말로 몇 분 만에 배우는 것으로 아셨습니까?"

"알았네. 다음에 꼭! 부탁하네."

"예."

그리고 형님들은 내가 알려준 대로 걸어보려 노력하며 이동을 했다. 하산 내내 계속 산나물을 주워 모았다. 그러던 중 "아, 이것, 이것…" 하는데, 마치 내가 산삼이라도 발견한 줄 알고 형님이 "뭐! 뭐! 하면서 황급히 달려오셨다. 그리고는 내가 한 포기 꺾어서 손에 든 것을 보고는 "그게 뭐야?" 하셨다.

"예. 이것이 삼지구엽초. 즉, '음양곽'이랍니다."

"난 또 뭐라고! 산삼이라도 발견한 줄 알았네. 허허!"

"자아, 형님들. 제가 지금부터 재미있는 이야기를 들려드릴 테니 잠시 이곳에 앉으셔서 들어보십시오."

"좋았어!"

두 분은 짐을 땅에 내려놓았다.

"자, 어디 한번 들어보세!"

"예! 흠흠! 옛날에 한 선비가 있었는데 매일 앉아 글만 읽고 방에만 있으니 거시기도 게을러져 힘이 없어졌습니다. 하여 부인은 불만이 참으로 많았지요. 아 글쎄, 물건은 우리 서방님 것이 일품인데 힘이 없어 샘 근처만 가도 맥없이 죽어버리니. 부인은 하는 수 없이 다른 곳을 찾았습니다. 말하자면 바람이 난 것이지요. 선비는 그것도 모르고 공부를 열심히 해서 과거에 급제해 부인을 호강시켜 줄 생각만 하고 있었습니다. 그런데 예전에는 부인이 풀기도 없고 안색이 어두워 선비는 항상 부인만 보면 죄책감이 들어 미안했는데, 어느 날부터인가 부인의 얼굴에 밝은 미소와 생기가 넘치는 것이 아니겠어요? 선비는 의심이 들기 시작했지요.

하루는 부인이 '여보, 나 오늘 밭에 김을 매야 하니 당신이 점심을 차려 먹으시구려' 하는 것이었어요. 선비는 아내를 지키려고 지필묵을 들고 따라 나섰습니다. 아내는 밭을 매고 선비는 밭 옆에서 글을 쓰면서 공부하는데, 부인이 "여보, 이제 점심을 먹어야 하는데 당신 밥을 깜빡 잊고 왔어요. 당신이 집에 가서 밥을 가져와 같이 먹읍시다"라고 하자 선비는 의심이 나서 "여보, 이리 와보시오" 하였습니다. 그러자 "왜요?" 하면서 부인이 왔습니다. "내가 집에 갔다가 오는 사이 당신이 의심이 가니 그냥 갈 수가 없소." 그러자 부인은 옷을 벗고 "그럼 당신이 갔다가 올 때까지 표기를 하고 가십시오" 했습니다.

선비는 붓으로 부인의 오른쪽 허벅지에 자기만 알게 토끼를 한 마리 그려놓고는 집에 다녀왔습니다. "여보, 나왔소." 그러자 부인이 밭에서 나오면서 "벌써 갔다 왔어요?" 하면서 옷을 벗어 남편에게 확인을 시켜주었습니다. "그런데 토끼를, 아까는 틀림없이 오른쪽에 그려놓은 것 같은데 왜 왼쪽에 있는 것이요?"하고 선비가 부인에게 물었습니다. "여보, 토끼도 점심때가 되었으니 오른쪽 산에서 왼쪽 산으로 풀 뜯으러 간 것이지요. 그럼 아까 그릴 때 줄로 묶어놓고 갔어야지요" 하고 당당하게 말하는 것이었습니다. 선비는 '아차! 내가 실수를 했구나. 왜 줄로 묶어놓지를 않았을까' 하고 후회하면서 계속 고민을 하니 공부가 제대로 될 리 없었습니다. 그러다 보니 몸도 점점 야위어 가기 시작했습니다.

그러던 어느 날, 집 앞을 지나던 스님이 선비를 보더니 "하아! 참으로 훌륭한 분인데 아깝구나" 하는 것이었습니다. 선비는 맨발로 뛰어나가 스님을 잡고 고민을 이야기했습니다. 그러자 스님은 "선비님, 저기 저 산에 깊이 들어가면 가지는 3개가 있고 잎사귀는 9개가 있는 풀이 있을 것입니다. 그 풀을 뜯어 음지에 말려서 매일 차로 끓여 먹으면 선비님의 고민이 해결될 것입니다"라고 말해 주었습니다. 선비는 그날로 산 속을 다니며 삼지구엽초를 해서 차로 끓여먹었습니다. 그랬더니 예전처럼 힘이 솟고 강해져서 부인이 아주 좋아했습니다. 그 이후로는 토끼를 그리는 일도 없고, 과거에도 급제하여 백년해로 하면서 즐겁게 살았다고 합니다."

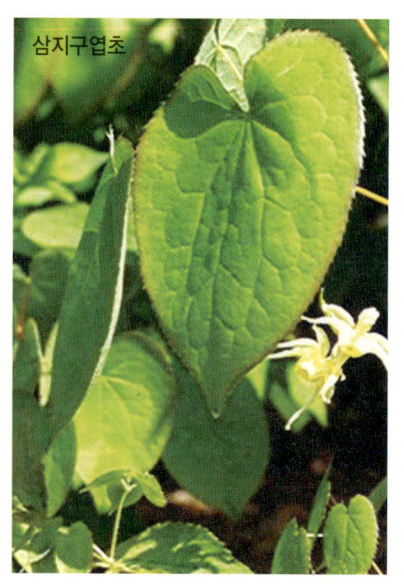
삼지구엽초

이야기가 끝나자 두 형님이 "산삼보다 이것이 더 중요하구먼" 하기에 한바탕 크게 웃고 음양곽을 한 아름씩 하여 다시 하산길로 들어섰다. 10분쯤 내려오다 커다란 엄나무를 세 그루나 보았다. 나는 또 설명을 시작했다.

"이 나무를 보십시오."

작은 형님은 알고 계셨다.

"엄나무가 아닌가?"

"예. 맞습니다."

"이 나무의 나물이 개두릅이지?"

"예. 요즘에는 사람들이 이 개두릅을 먹으려고 나무를 다 베는 바람에 지금은 산에서 거의 멸종이 되어갑니다."

"그렇겠지. 야, 참 아깝다! 그럼 동생, 이 개두릅은 어디에 좋은 건가?"

"예. 두릅도 두릅이지만 이 나무의 껍질을 약으로도 쓰지요. 한방에서는 '해동피'라 하여 다리가 당기고 허리에 통증이 있을 때 쓰입니다. 또 땅두릅 아시죠?"

"이름은 들어본 것 같으이…."

"네. 시중에서 판매하는 땅두릅은 한방에서 독활이라고 해서 류머티즘 관절염에 쓰고, 우리가 흔히 알고 있는 두릅은 그 나무뿌리 껍질을 채취해 민간에서 당뇨환자들이 많이 씁니다."

"그렇군. 헌데 동생, 우리가 이 개두릅을 보기는 하였는데 그냥 가야 하나? 맛이라도 조금 볼 수 없을까?"

"예. 보여드리지요."

나는 나무에 오르기 시작했다. 엄나무는 어린 것은 가시가 많아 손도 잡을 곳이 없지만 크게 자라면 가시가 없어진다. 나무의 중간쯤에 오르니 이제 더 이상은 가시 때문에 오를 수 없어 작은 톱으로 가지 하나를 쳤다. 나무에는 피해를 주지 않으려고 가지치기를 한 것이다. 나무에서 내려와 순을 다 따고 가지도 아까워 한 뼘이나 되게 해서는 짐 속에 깊이 넣고 다시 하산을 시작했다. 차 있는 곳까지 1시간 정도만 가면 될 것 같았다.

"형님들, 차 있는 곳까지 얼마 남지 않았으니 이곳에서 마지막으로 취나물을 좀 하고 가죠. 최대로 많이 하셔야 합니다!"

"오케이!"

취나물이 제법 많이 있어 우리는 한동안 다시 취나물을 뜯기 시작했다.

"이제는 거의 끝난 것 같은데…."

"글쎄요? 자, 이제 5분 정도 내려가면 우측으로 약간 그늘진 곳이 있는데 그곳에서 누리대만 몇 포기해서 차 있는 곳까지 가시죠. 그럼 오늘의 일과는 끝입니다!"

그러자 형님이 "아니, 누리대가 고급이라면서 왜 몇 개만 한다는 것이야? 많이 해서 실컷 먹어보자구" 하는 것이었다.

"형님, 누리대는 번식이 어려워서 운이 좋다고 해도 하루에 한 포기 구경하는 것만으로도 행운입니다. 그것이 많으면 왜 값이 비싸고 귀하겠습니까?"

"그런가? 아쉽네. 어쨌든 그럼 우리 어디 한번 가보세나."

누리대가 있는 곳을 찾아가는데 웬일? 여기도 한 포기, 저기도 한 포기… 키도 크고 실한 것이 생각보다 많이 번식한 것이 아닌가?

"형님들과 같이 오니 이 산들도 반가운 모양입니다."

형님들께 누리대에 대해 설명해 드렸다.

"이것이 누리대라고 하는 산나물입니다."

"응. 아우, 이 나물은 어디에 좋은가?"

"예. 아까 우리가 삼지구엽초에 대해 알아보지 않았습니까? 그것과 같은 효능이 있지요."

"그래? 여기 있는 것 다 캐가야겠구먼…."

누리대를 다 채취한 다음 산을 내려가는데 시장기가 느껴졌다. 산을 제법 많이 탄 것을 뱃속도 아는가 보다.

"형님들, 우리 저 아래 마을에서 칼국수나 한 그릇 먹고 갈까요?"

"아, 좋지요 좋아."

나는 즉시 휴대폰을 주머니에서 꺼내 전화를 했다. 식당이 아니라 나와 친하게 지내는, 올해 70세가 된 송 할아버지께.

"여보세요?

할마이 목소리였다.

"저예요!"

"어이! 삼촌. 오래간만이야."

"그러네요. 며칠 전에 전화를 하니 집에 안 계시던데요?"

"응. 아마 그날은 영감하고 태백에 다녀왔던 날일 거야. 근데 지금 집에 왔어?"

"예. 형님들하고 산에 산나물을 하려고 왔어요."

"그래? 그럼 손님들하고 와. 몇 명인데?"

"3명이요."

"와. 내가 삼촌 좋아하는 칼국시 만들어놓을게. 언제 와?"

"앞으로 40분이요."

"알았어! 지금부터 빨리 하면 되겠네 뭐."

"노인네는요?"

"응. 마실 갔는데 오라고 할게."

"알았습니다."

우리는 부지런히 갔다. 시내에 있는 연립에 차를 세우고 들어가려고 하니 큰 형님이 멈칫하며 물어보았다.

"아니, 아우. 식당이 아니지 않은가?"

"예. 식당이 아니고 가정집이에요. 들어오세요."

문을 벌컥 여니 노인네가 반가워하였다.

"어서 와. 요즘 왜 이리 안 오누."

"좀 바쁜 일이 있었어요. 오전에 집에 잠시 들렀는데 마당이며 정원이며 풀이 없고 말끔하던데요?"

"응, 자네 집 앞을 지나가다 자네 생각이 나서 담을 넘어 들어가 보니 풀이 말도 아니더라구! 해서 한참 뽑아주고 왔지!"

"참, 노인네두…."

"아 참!"

인사를 한 후 형님들을 소개했다.

"어서 오세요. 앉으세요."

"칼국시가 다 되었는데 가져오까?"

"네."

우리는 아주 맛있게 그릇을 다 비우고 시간이 없는지라 급하게 인사를 하고 일어섰다. 노인네 부부께서 차까지 배웅을 나오셨다.

"할마이, 이리로 잠깐."

"왜 빨리 가."

"아니, 요즘 노인네 담배 값은 뭐로 해?"

"글씨 말이야. 그냥 저렇게 노네. 그동안 고생을 많이 해서 나도 그냥 둬요. 자식들 5명 다 공부시키느라 고생도 마이 했잖아."

"그렇죠…."

"그런데 새끼들이란 부모 생각 안 하지. 아버지 용돈 보내주는 놈도 없어요."

"이거, 영감 담배하고 술 사드리고, 할마이 태백 가셔서 맛있는 거 드시오."

노인네가 눈치를 채고는 거절하였다. 허나 내가 누구더냐. 노인네들이 나를 아주 잘 아는지라 그냥 그러고 마신다. 이 어르신과는 10년을 함께 산에 다니며 동고동락하면서 지냈다. 심지어 산에 사냥도 함께 다녔다. 우리는 그렇게 인사를 하고 원주로 출발했다. 아무튼 노인네가 오래오래 건강하셔서 '내가 가면 칼국수나 한 그릇씩 얻어 먹을 수 있으면…' 하는 것이 바람이다.

계곡에서 야영하다
겨우 죽음을 면하다

오늘은 아들을 데리고 나의 고향인 강원도 정선 동면 몰운리의 광대곡을 다시 찾았다. 화암팔경의 하나이기도 한 이곳에는 소금강(작은 금강산)이라는 계곡이 있는데 이곳의 전설과 계곡의 특성, 위험요소 등을 일러주기 위해 이곳을 선택하게 되었다.

이곳에는 나의 외조모이셨던 신선 할머니가 사시던 산당이 아직도 있는데 산속 아주 깊은 곳에 있어 일반인들은 찾을 수 없다. 바위 산 밑 보이지 않는 곳에 조그마하게 위치하고 있는 이 목조건물에 나는 해마다 몇 차례씩 방문한다. 지금은 아예 간단한 취사도구 등

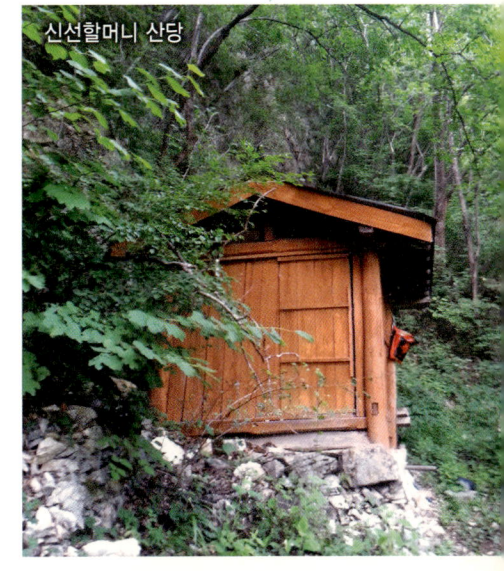

신선할머니 산당

을 준비해 두고 몇 날 며칠을 산당에서 생활하다 오기도 한다. 조금 허름하기는 해도 산속에서는 어느 호텔 부럽지 않고, 방이라고 하기에 뭔가 부족한 그 공간 역시 나에겐 안락하기까지 하다. 그래도 건물이 나무 목조라 문짝이 조금은 엉성하여 이번에 가면 도배도 새로 하고 손도 좀 보려고 여러 가지 준비를 해왔다.

이곳은 풍수적으로 여자의 음부에 위치한 곳이다. 엄청난 기가 느껴지는 곳이라 무속인들이 종종 와서 며칠씩 기도를 하고 가기도 한다. 몇 해 전 118세로 열반하신, 불교인이 아니어도 웬만한 사람들은 모두 알만 한 탄공스님의 큰 제자 야은 거사께서는 현재 강남에서 풍수를 연구하고 계시는데 (몇 번 방문해서 위치는 알고 있으나 설명으로는 힘들다) 광대곡 산당에 나와 함께 와보시고는 이렇게 기가 많은 곳은 처음이라며 지금도 자주 산당에 혼자 가서 기를 받고는 하신다.

산이나 계곡을 다니다 보면 어떤 때는 참으로 안타까운 때가 있는데 말 그대로 천하의 명당자리 때문이다. 인간은 살아서 명당자리에 사는 것보다 죽어서 명당자리에 가는 것을 더 좋아한다. 집을 지을 때는 아무 곳에나 손바닥만 한 땅이 있으면 짓지만 부모나 다른 누군가가 돌아가시면 지관이나 풍수가를 불러 여기저기 좋은 자리를 찾아 묘를 쓰고자 하는데 그것은 어쩔 수 없는 한국 사람의 욕심이기 때문이다.

우리나라 산천의 명당이란 명당자리는 죽은 영혼들께서 모두 차지해 막상 산 사람인 우리는 수맥이 흐르고, 매년 장마와 태풍 철이면 온갖 피해를 보는 곳에서 사느라 9시 저녁 뉴스를 긴장 속으로 몰고 가기도 한다. 하지만 언제나처럼 묘는 피해가 없다는 것을 볼 때 묘는 거의 모두가 명당자리에 있었다는 증거이다. 물론 우리가 사는 조건만 보면 집은 우선 물이 어디에 있는지에 따라 편리함과 불편함이 결정되는지라, 항시 물 가까이에서 생활하였던 조상님들이 물려준 집에서 그대로 사는 사람들도 있긴 하다.

그러나 내가 사는 집이 어느 위치에 있는가에 따라서 가족들의 생명이 위태롭기도 하고 또는 안전하여 편하고 자손 대대로 행복이 보장된다면 당신은 어느 쪽을 선택하겠는가? 집을 새로 사거나 지을 때 조상님들 묘를 쓸 때와 같이 신중하게 한다면 위험으로부터 해방될 텐데….

오전 8시에 충주에서 출발해서 10시 30분쯤 광대곡 입구에 도착했다. 준비물을 챙겨서 계곡 사이를 오르기 시작한 지 20여 분. 처음 골뱅이 소에 도착했다. 아들이 물었다.

"아빠! 이거는 다슬기 모양인데 왜 골뱅이 소라고 했을까요?"

"응. 다슬기와 골뱅이는 다른 것이다. 어찌 다른지 알려주랴?"

"같은 거 아니에요?"

"다르지. 우선 다슬기는 길이가 좀 짧고 겉 표면이 매끄럽고 반짝반짝하지. 반면에 골뱅이는 겉의 표면이 거칠고 길단다. 끝이 뾰족하고 말이야. 그리고 이 지역에 골뱅이가 있어서 지역 주민들이 옛날에 비유를 한 것 같다."

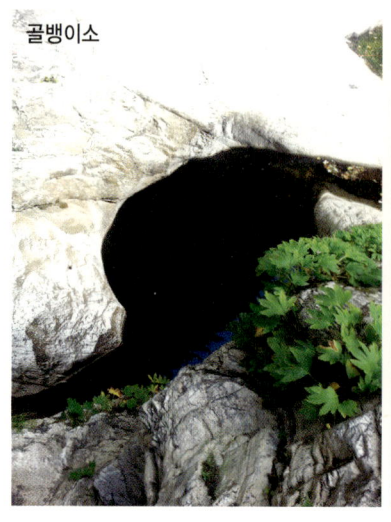
골뱅이소

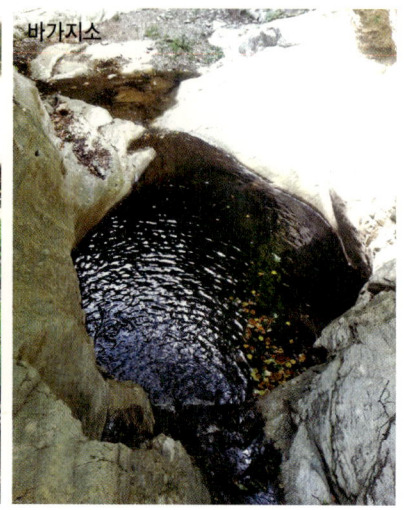
바가지소

우리는 좁은 길로 소를 지나면서 바로 위에 있는 바가지 소를 지나가고 있었다.

"참 신기해요. 어쩜 이렇게 바가지 모양이랑 똑같을까? 히히…."

"그러니까 바가지 소라고 했겠지?"

"깊이는 얼마나 될까요?"

"글쎄? 속이 보이지 않고 푸르기만 하니, 수심은 30m? 아니아니 50m? 글쎄, 나도 감을 잡을 수 없네."

바가지 소에서 70m쯤 올라가니 영천 폭포가 눈에 들어왔다.

"아빠, 이곳은 볼 때마다 뭔가 으스스해요. 저 폭포를 들여다보고 있으면 마치 저 속에서 무엇인가 확! 하고 튀어 나올 것 같아서 무서운걸요."

"응. 아들아, 여기 모래와 자갈들로 길게 있는 곳이 말이다, 아빠가 친구들과 야영을 하다가 큰 사고를 당할 뻔한 적이 있는 곳이란다."

"아빠가요? 에이, 아빠는 이 방면에서는 최고라고 알고 있는데요?"

하며 괜한 너스레를 떨었다.

"요것이 용돈이 떨어졌나? 허허. 사람은 누구나 처음부터 모든 것을 아는 것은 아니란다."

아들이 장난스럽게 눈을 흘기며 웃었다.

"아무튼, 30년 전 여기서 10여 명의 친구들과 술을 마시며 즐기고 있는데 갑자기 하늘이 깜깜해지며 소낙비가 1시간가량이나 오더구나. 처음에는 별 것 아닐 거라고 생각했는데 시간이 지날수록 점점 불안하더구나. 더군다나 이곳 지형을 친구들보다도 훨씬 더 잘 파악하고 있는 나는 친구들에게 짐은 이곳에 그냥 두고 자리를 옮겨 저기 언덕 위에 가서 술을 먹자고 졸랐단다. 친구들은 처음에는 귀찮아하는 눈치였으나 내가 워낙 끈덕지게 졸라대니 자기들도 뭔가 이상했는지 '그러자' 하고 비를 피할 천막과 음식만을 들고 자리를 옮기게 되었지. 아니나 다를까, 우리가 자리를 옮긴 지 얼마 되지 않아 폭포에서 물 내려오는 소리가 이상하지 않겠니? 모두 놀라 술잔을 손에 든 채 폭포를 쳐다보니… 순간 모두 자신의 눈을 의심했단다. 시커먼 흙탕물이 산더미처럼 밀려오더니 우리가 야영하던 자리를 순식간에 덮치는 것이야. 만약 그 자리에 우리가 그대로 있었다면 아마 한 사람도 살아나오지 못했을 거야. 그러면 당연히 지금의 너도, 네 누나도 없었겠지?

비가 내린 지 불과 2시간도 채 못 되어서 벌어진 일이란다."

"우와, 그러면 아빠는 그것을 어찌 알았어요?"

"나도 처음부터 이렇게까지 될 줄 알았겠니? 친구들도 역시 신선할머니의 손주는 다르다며 농지거리를 하였지. 그러면서 어떻게 알았느냐고 지금의 너처럼 물어보더구나. 물론 지금과 똑같이 처음엔 대답을 했지. 처음부터 알았던 것은 아니나 너희보다도 훨씬 더 이곳의 지형을 잘 알고 있기에, 여기 이 계곡은 협곡이 아주 좁고 양옆의 산은 모두 암반으로 이루어져 있어 비가 오면 순식간에 계곡으로 빗물이 모이기 때문에 더 빠르기도 하고 또한 비가 그치면 빨리 빠지는 특성이 있다고. 그래서 위험하니 항상 조심해야 한다고 말이다."

"아, 아빠는 그런 걸 어떻게 그렇게 다 잘 알아요?"

"태어나길 이런 시골의 산골짜기에서 태어나 천둥벌거숭이처럼 항상 이리저리 뛰어다니다 보니 몸으로 느끼고 배웠지!… 그리고 아빠는 뉴스에 나오는 그런 여러 가지 자연재해들은 거의 모두가 우리 인간의 부주의에서 발생한다고 생각하거든? 현재 나는 어디에 있는지, 주위는 안전한지, 앞으로 어떻게 할 것인지, 등산을 하든 생활전선에서 일을 하든 주위의 사물과 나와의 관계를 한 번 더 생각한다면 어떠한 위험이라도 줄일 수 있단다."

"근데 아빠, 아빠는 보통 사람들보다 잘 알고 산에 대해서도 잘 아니까 그렇게 쉽게 말할 수 있겠지만, 저처럼 아무것도 모르는 사람들은 대체 어떻게 해야 해요? 좀 더 자세히 알려주셔야 나중에 혹시라도 친구들과 계곡에 놀러 갔다가 위험이 닥치면 나도 아빠처럼 멋있게 친구들을 구할 수 있을 것 아니겠어요, 네?"

"하하, 녀석! 오냐, 조금 더 제대로 된 피신 방법을 알려주마."

아들 녀석은 연신 고개를 끄덕거리며 나의 말 하나라도 빠뜨리지 않겠다고 다짐하는 듯했다.

"홍수가 나고 물이 범람할 때는 무조건 묘가 있는 곳으로 피하거라. 그러면 안전은 보장될 거야."

아까도 말했듯이 거의 명당자리에 위치해 있는 묏자리를 다시 한 번 떠올리며 말을 이었다.

"허! 뭐라구요? 무서워요!"

"사내 녀석이 무슨! 보통 우리나라의 묏자리는 항시 명당자리만을 골라서 쓴단다. 행여나 안 좋은 자리를 썼다가는 그 후손들에게 어떠한 화가 올지도 모르니 말이다."

"네, 티비 미스터리 극장이나 여름에 공포 특집 같은 거에서 많이 봤어요. 그래서 무섭다는 거죠."

"하하! 근데 좋은 명당자리에 위치한 묘라면 그런 걱정은 하지 말고 우선은 그곳으로 피해야 해. 그곳이 명당자리이기에 특히 계곡 등에서 야영을 하다가 갑자기 많은 비가 와 계곡의 물이 순식간에 불어 버렸다면 당황하지 말고 묘를 찾으면 된다는 소리다. 하지만 아무리 산천의 계곡으로 놀러 간다고 하여도 요즘 시대에 여름의, 휴양지 근처에서는 묘를 찾아보기가 쉽겠니? 아주 깊숙한, 사람들이 거의 찾지 않는 산속의 계곡이라면 모를까. 어쨌거나 이럴 때에는 산릉선이 계곡을 따라 내려와 끝나는 부분을 찾으면 그곳이 명당자리일 것이다. 그리고 보통 이러한 자리에 묏자리를 많이 쓰기도 하니 그 자리를 찾아가보면 어느 집안의 조상님께서 벌써 쉬고 계시는 곳이기도 할 것이고. 또한 야영을 하려고 터를 잡을 때에도 상류에서 물길이 똑바로 길게 내려오다가 휘어지는 부분은 반드시 피해야 한다. 나무들이 떠내려가다가 그곳에서 막히면 물길이 바로 직선으로 타고 넘어가려는 성질 때문에 매우 위험할 수 있거든. 마찬가지로 집을 지을 때도 이런 곳은 마땅히 피해야 한다. 큰 산이나 바위산 등이 있어 막아주는 곳이 아니라면 절대로 피해야 한단다.”

"아, 초등학교 보이스카우트 활동할 때에 계곡 등지에서 놀다가 비 피해를 입었을 때 대피하는 요령을 들은 적이 있긴 한데 도통 어렵고 그냥 높은 곳으로 올라가서 구급차가 올 때까지 기다리라는 말뿐이었는데… 그걸 언제 기다려요! 이제부터는 아빠 말대로 먼저 피신해서 친구들 사이에서 영웅이 되겠어요!"

아들은 익살스런 표정을 지으며 손을 옆구리에 끼고는 가슴을 앞으로 쭉 내밀어 보였다. 우리는 영천 폭포를 지나 산당에 도착해서 먼지 등을 청소하고 간단하게 수리도 하면서 몇 군데 손을 보고는 밥을 먹고 여기저기 산나물과 약초를 캐러 다녔다. 어둠이 찾아오자 다시 산당으로 돌아와 대충 씻고는 잠자리에 들려고 준비를 하는데 궁금한 게 많은 아들 녀석이 또다시 질문을 해댔다.

"아빠!"

"왜? 자자."

"아이, 여기까지 왔는데 어찌 그냥 잘 수가 있겠어요! 저 신선할머니에 대해서 궁금해요. 한 번도 자세히 얘기해 주신 적 없잖아요. 그냥 여기가 신선할머니의 산당이라고만 말해 주셨잖아요. 신선할머니 얘기해 주시면 안 돼요?"

하며 초롱초롱한 눈을 끔뻑거렸다. 그럼 어쩔 수 없다는 듯이 난 또 이야기보따리를 풀어놓았다.

"그래, 지금으로부터 약 100여 년 전 여기 위 마을에 풍촌이라는 동네가 있는데 할머니는 그곳 전씨네 집으로 시집을 오게 되었단다. 그리고 세월이 흘러 딸 둘과 막내아들을 낳았는데 돌이 지나자 그만 병으로 아들을 잃고 말았지. 상심은 이루 말할 수 없었으나 16살의 큰딸과 4살짜리 딸을 생각하며 열심히 잊고 살았지.

그러던 5월의 화창한 어느 날, 광대곡에 산나물을 혼자 뜯으러 왔다가 오후 3~4시경쯤 집으로 돌아가던 중, 짐이 무거워 잠시 쉬려고 산소 앞에 짐을 내려놓고 앉는데 등 뒤쪽에서 이상한 느낌이 자꾸 드는 거야. 돌아보면 없고, 그런데 자꾸 뒤에서 누군가가 넘겨다보는 느낌이 들어 일어서서 돌아보니 큰 송아지만 한 호랑이가 묘 봉분에 엎드려 숨어 있더란다. 할머니는 처음에는 물론 깜짝 놀라고 무서웠지만 호랑이 굴에 잡혀가도 정신만 바짝 차리면 산다지 않더냐? 하여 크게 소리를 쳤단다. '큰 짐승이 해가 중천에 있거늘 어찌 이리 점잖지 못

하냐! 어서 네 자리로 가라'고 말이야. 호랑이는 황급히 몸을 돌려 어슬렁어슬렁 숲 속으로 사라지고 할머니도 얼른 나물들을 챙겨 집으로 발걸음을 돌려 200보 정도 왔을까.

갑자기 발이 땅에서 떨어지질 않더란다. 한참을 애써도 안 되는 것이야. '어쩌라고 이러십니까. 당신이 원하는 것이 내가 큰 짐승의 먹이가 되는 것입니까? 그러면 빨리 하시오.' 그렇게 두 눈을 꼭 감고 아무리 기다려 봐도 아무런 반응이 없자 다시 '그러면 날더러 어쩌라는 겝니까. 이대로 이렇게 이 산을 지키기라도 하란 말입니까! 그러면 그리 할 터이니 사흘만 말미를 주시오. 집에 가서 아이들과 남편의 옷 빨래 등을 하고 입산하겠습니다.' 그러자 발이 떨어지더란다.

할머니는 신기하기도 하고 이것이 진정 산신님의 뜻인가 하여 약속대로 사흘 후에 입산한 후 동굴에서 3년간 머무르며 기도하셨지. 그리고 이 자리에 움막을 짓고 예전 그 호랑이와 살다가 어느 날 작은 딸네 집에 오셨더란다. 그러니까 아빠의 어머니, 너의 할머님이시고 그때 오신 것은 우리 집이었지. 어머니가 '아니 이게 어쩐 일이요? 산에 들어간 날부터 지금까지 단 한 번밖에 안 오신 노인이 무슨 일이요' 하며 반갑게 맞았더란다. 그러자 할머니는 산에서 그만 내려가라 해서 오셨다며 사흘만 신세를 지고 가리다 한 말씀을 하시고는 건강하게 계시다 진짜 딱 사흘이 되던 날 조용히 세상을 떠나셨단다. 그리고 그 전에 어머니가 8살이 되던 해에는 이런 일도 있었다는구나. 어머니는 어린 나이에 시집간 언니가 저기 산 너머 동래에서 데리고 살았는데 어느 날 엄마가 보고 싶다며 보채기에 아마 산에다 데려다준 모양이야. 그렇게 엄마 품에서 두어 달을 지냈는데 어느 날 한밤중에 밖에서 '엄마' 하고 부르는 소리에 옆에서 주무시는 할머니를 흔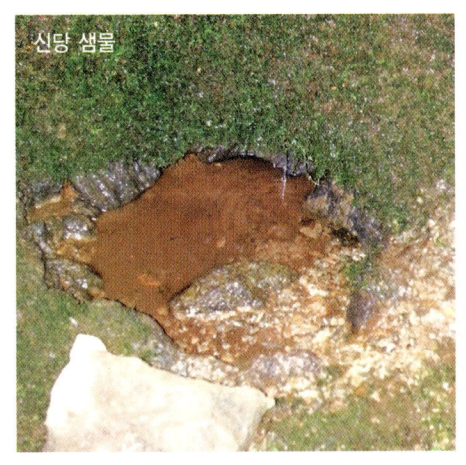

신당 샘물

들며 '엄마, 형이 왔어요' 했더니 '쉿! 조용히 해라. 밖에 야옹이가 왔으니 꼼짝 말고 숨소리도 내지 말거라' 하고 조용조용 귀에 대고 말하시더니 문을 열고 나가서 바로 옆 샘에서 물을 떠놓으시고는 제단에 올려놓고 절을 하며 무엇이라 기도하면서 계속 절을 하는데 그 옆에서 큰 소만 한 짐승도 같이 발을 들고 계속 절을 하는 것을 보았다고 하시더라.

그래서 아빠가 궁금해서 물었지. 아니 한밤중에 그게 어떻게 보였느냐고, 그러고 문을 닫고 가셨을 텐데 어떻게 보셨느냐고 말이다. 그러자 어머니가 그러시더구나. 문이 엉성해서 문틈 사이로 눈만 대면 작은 구멍이라도 밖의 사물이 다 보이지 않겠느냐고. 그리고 매월 보름날만 되면 짐승이 와서 같이 치성을 드리고 가더란다. 두 달 동안 있다가 내려와서 어머니는 다시 언니네 집에 갔지. 그 후로도 종종 엄마가 생각나면 졸라서 산에 가셨다는데 이런 이야기들은 너의 할머니께서 직접 목격하시고 또한 이웃 주민들도 건너편 산에 나무 하러 갔다가 한낮에 산당에서 할머니가 옷을 빨던지 화장실에 갈 때도 집에서 기르는 개와 같이 졸졸 따라다니는 호랑이를 목격했다고 하더라."

"헉! 아빠 얼른 나랑 자리 바꿔요!"

그 호랑이를 보았다는 문 옆에서 자던 아들이 약간은 겁에 질린 표정으로 자리를 바꾸자고 했다.

"허허, 녀석 이것이 뭐 무서운 이야기라고 그러냐!"

"뭐 그렇게 무서운 얘기는 아니지만 날도 어두워졌는데 그 호랑이 얘기를 들으니까 괜히 소름이 돋는걸요? 그 호랑이가 행여나 지금까지도 여기 있으면 어떡해요."

"만약 지금까지 살아 있다면 너무 늙어서 아마도 이가 하나도 없을 거다. 하하하…."

그렇게 아들놈은 얼른 나와 자리를 바꿔치고는 잠이 들었다. 다음 날 아침 산속의 상쾌한 공기로 공해에 찌든 우리의 폐를 다독여주고 주위를 청소한 뒤 집으로 향했다. 산당을 내려오며 뒤를 돌아보니 어젯밤 아들의 말처럼 우리 할머니와 함께 있던 그 호랑이가 산당 너머 저 멀리서 쳐다보고만 있을 것 같은 묘한 느낌이 들었다.

장마철에 이런 산은
절대 피해야 한다

며칠 전 처서가 지나서 이제는 제법 아침저녁으로 쌀쌀해서 긴팔 옷이 생각났다. 그리고 올여름은 웬 비가 이리도 자주 오는지 벌써 며칠째 쉬지도 않고 내린다. 내일 일기예보에는 내일도, 모레도 온다고 하니 농작물도 걱정이다. 내일은 비가 오더라도 산에 갈 예정이다. 휴게소 이사님과 갈 계획이다. 벌써부터 가자고 조르기 시작해서 이번에는 동행을 하기로 약속을 했다. 요즘은 비가 많이 와서 지반이 약하고 무르기 때문에 주의가 필요할 때다. 내일 산행을 무사히 하려면 푹 자는 것이 좋을 것 같아 일찍 자기로 하였다. 저녁에 술을 많이 먹고 피로한 상태에서 산행을 하면 사고에 노출되기 쉽다. 판단력과 순간 대처능력이 떨어지기 때문이다.

아침이 밝아지고 산행 준비를 시작했다. 1번부터 10번을 다 챙기고 검은 비닐봉지를 더 많이 준비해서 출발했다. 휴게소에 가서 이사와 합류해서 가려면 서둘러야 하기 때문이다.

이사님 방으로 들어갔더니 이사님 또한 준비를 끝내고 있었다. 우리는 걸어서 산행을 시작했다. 휴게소에서 출발한 지 10분 만에 반갑게 맞아주는 것이 있었는데 자연산 영지버섯이 제일 먼저 우리를 기다리고 있었다. 나에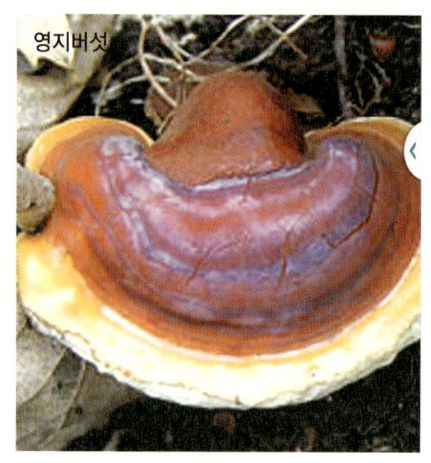

게도 반가운 것이라 "반갑다 영지야" 하고 인사를 하니 차 이사가 물어왔다.

"뭐유?"

"봐유 이놈들…."

"그게 무슨 버섯이요?"

"자연산 영지버섯이지요."

"아, 맞다! 시장에서 본 것이 이것이었구나. 똑같네요."

우리는 여기 저기 나 있는 영지를 따서 넣고 계속해서 산을 오르기 시작했다. 오르는 도중에 산 도라지가 보였다. 처음에는 몇 개만 있어 그냥 지나치려 했는데 제법 많이 있는 게 아닌가? 게다가 산더덕도 보이기 시작했다.

"이사님, 우리 이놈들도 합시다."

"그래요. 반찬으로 하면 맛있겠네요."

"아니, 이사님! 자연산 도라지로 반찬을 해요?"

"그럼 어떻게 하지요?"

"반찬은 시장에서 사다가 하시고 자연산은 약으로 귀하게 써야지요. 약으로요!"

"도라지는 어디에 좋은가요?"

"우선 말이지요, 자연산 도라지는 산에서 오래 묵어서 질기기 때문에 반찬으로 먹기는 시장의 도라지가 연하고 더 좋고요…."

하면서 하나를 캐어 보여주면서 설명했다.

"작아 보이지만 나이가 30살은 된 것이지요. 뇌두를 보세요."

"그렇게나 오래되었어요? 그럼 약으로 좋겠네요."

"그렇지요. 기관지 감기로 기침이 나거나 목이 아플 때 말린 도라지와 말린 더덕을 끓여 먹으면 가래와 목이 시원해진답니다."

"그렇군요."

우리는 열심히 캐기 시작했다.

"자, 이제 갑니다!"

우리는 송이버섯이 나는 산을 향해 열심히 오르기 시작했다. 강원도에 살 때에도 가을이면 항상 송이를 많이 땄다. 어떤 때는 하루에 두 관씩 따오는 날도 있었다. 비가 며칠 동안 계속 와서 지반이 많이 물렀다. 이사가 앞에서 오르려는 것을 막았다.

"아니요! 그쪽으로 가면 안돼요."

차 이사가 멈칫 서더니 물었다.

"왜요?"

"잘 봐요. 저기 물이 많이 나지요?"

"그런 데 가면 안 되나요?"

"큰일 나지요. 자 보세요. 저 바위를 보면 이 산은 지반이 암벽이고 지반 위에 흙이 두껍지 않음을 알 수 있지요? 암반과 흙 사이에 비가 자주 와서 물이 들어 있기 때문에 흙과 암반은 떠 있는 셈이지요. 그래서 저기에는 물이 흘러나오고요. 우리가 발로 밟으면 약해진 흙이 밀려서 내려올 수 있거든요. 그것이 홍수가 되지요."

"큰일 날 뻔했네."

"꼭 그런 것은 아니지만 위험할 수도 있으니 조금 돌아서 가더라도 안전하게 저쪽으로 돌아서 갑니다."

"저곳은 안전한가요?"

"그렇지요. 저 산을 봐. 소나무와 중간중간 참나무들이 있는 것과 나무들의 크기로 보아 마사토로 되어 있는 산이란 것을 알 수 있지요. 저곳에 송이버섯이 있을 겁니다."

"그래요."

우리는 목적지로 가기 위해 코스를 정했다. 한참 만에 마사토 산에 올랐다. 산릉선 쪽을 살펴보니 송이가 나는 산임에 틀림이 없었다.

"이곳이 송이가 나는 산이 맞아요?"

"잘 찾아봐요."

"어떻게 알아요?"

차 이사가 이해할 수 있도록 설명해 주었다.

"자, 우선 저기를 보면 길이 있지요? 그리고 저 길이 어디로 연결되는가요? 사람이 아주 많이 다닌 흔적이 소나무와 소나무 사이로 여러 길이 다 연결되어 있지요?"

"그렇군요."

"누군가가 해마다 이곳에서 송이버섯을 채취했다는 증거지요."

우리는 남의 송이 밭에 들어가 몰래 따려는 것이 아니라 여름에 이 산 주인인 노인이 다리가 불편하여 내게 일러준 곳이라 마음 편히 오를 수 있었다. 참으로 고마우신 어른이라 송이버섯을 따면 제일 먼저 갖다 드리고 나도 먹으리라.

"이사님! 저기를 보세요."

여기도 송이, 저기도 송이가 있었다. 오늘은 예감이 참 좋다. 우리는 제법 많은 버섯을 수확하고 다른 곳으로 움직이기 시작했다. 그곳에는 송이가 제법 많았는데 아침에 산행을 시작한 지 5시간 만에 버섯을 다 따고 하산을 시작했다.

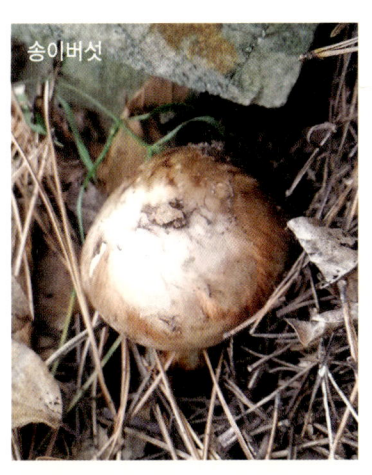
송이버섯

"선생님, 여기가 어딘지, 어디로 가야 하는지 알겠어요? 길 잃고 헤매는 것 아닐까요?"

"걱정을 마세요. 우선 저 멀리 좌측 맞은편 산을 보세요. 저 앞산이 휴게소 마당에서 보는 앞산이지요."

"아아, 그렇네요."

"우리는 뒷산을 올라탔으니 저 산 중앙 쪽이 휴게소이니까 좌측을 비스듬히 하면서 저 앞 작은 봉우리를 넘어서면 휴게소가 보일 겁니다."

"아, 그러면 되겠군요. 선생님, 그런데 여기는 왜 더덕이 없지요?"

"여기는 소나무가 많이 밀집되어 있어서 작은 풀들이 살기가 좋지 않을뿐더러 소나무 잎사귀에는 독이 있어 특정 식물만 서식을 하지요."

"아, 그렇군요."

한참 만에 휴게소에 도착해서 주린 배를 채울 수 있었다. 휴게소 직원들이 모여들어 우리가 해온 버섯이며 수확물을 궁금해 하였다. 우리는 신이 나서 전부 꺼내어 보여주면서 자랑을 하고 산에서의 일들과 소형 카메라에 담은 버섯이 나 있는 것들을 보여주었다. 집으로 오는 길에 산 주인인 어르신을 찾아 송이버섯을 드리니 어르신이 오늘만 나누어 먹고 다음부터는 이러지 말라고 하셨다. "예" 하고 대답한 뒤 집으로 돌아와 식구들과 잘 먹고 내일을 위해 준비했다.

빗속의 산행

원주에 계시는 형님한테서 전화가 왔다.

"예, 형님."

"동생 요즘 바쁜가? 요즘 송이버섯이 한창이라던데 산에는 좀 갔다 왔는가?"

"아니요, 안 그래도 송이가 눈에 밟혀서 일이 손에 잡히지 않네요."

"나 내일 시간 있는데 자네는 어떤가?"

"시간을 내지요."

"그래도 되겠는가? 괜히 나 때문에 무리는 말고…."

"아니요. 핑계 삼아 잘됐네요."

"그럼 시간과 장소를 정하세."

"예. 그럼 제천을 지나 영월 방향 주유소에서 아침 6시에 만나서 출발하지요."

"그러지. 나는 점심거리를 준비할 테니 자네는 나머지를 알아서 하게."

"그러지요."

다음 날 아침, 약속 장소에서 형님과 만나니 형님 외에 2명이 더 보였다. 형님의 동서로 전에 산나물을 뜯으러 같이 갔던 형님과 형님의 둘째 아들이었다. 서로 안면이 있는 터라 어색하지 않게 간단히 인사를 하고 4명이 차 한 대로 움직이기로 했다.

"형님, 오늘은 일행이 많은데요?"

"누가 또 있는가?"

"예. 목적지에 가보시면 반가운 분이 기다릴 겁니다."

"그래?"

라고 말하며 웃으시는데 왠지 나도 알고 있네 하는 듯한 느낌이 들었다.

"사실 말이야, 오기 전에 벌써 전화 통화했네. 이 사람아."

어저께 나와 통화한 후 회사 회장님과 통화하셨다고 한다.

"회장님은 동해 사업장에서 출발하시면 우리와 거의 같은 시간에 도착할 것 같으니 우리도 조금 더 서두르세."

회장님은 사업체가 여러 곳에 있는, 내실이 괜찮은 중소기업을 운영하고 있다.

오전 8시에 5분 간격으로 모두 합류하였다. 짧은 인사를 나눈 후 간단하게 아침식사하고 산행을 준비하는데 비가 오기 시작했다.

"어이 동생, 오늘 송이는 물 건너갔네."

회장님이 말씀하셨다.

"왜요?"

"하늘에서 비가 오지 않는가? 그러면 산행을 못하지."

"아니요. 우리는 물에 풀어지지 않으니 물에 풀어지는 분들만 별장에서 점심식사 준비하시고 단단해서 풀어지지 않을 분들만 조를 구성해서 산행할 겁니다."

"그래? 그럼 나는 집에서 맛있는 점심이나 준비하지."

"예. 모두 10분이니 4분은 집에서 점심을 준비하시고 나머지 분들은 2개 조로 해서 출발하죠."

1조 3명, 2조 3명으로 구성하여, 1조는 내가, 2조는 산행에 경험이 많은 회장님 친구 분이 맡았다. 산행하기 전 먼저 안전수칙에 대하여 교육하였다.

"첫째, 비가 오고 있으니 산은 미끄럽습니다. 한 발 한 발 디딜 때마다 신중에 신중을 기해야 합니다. 작은 돌이나 나뭇가지 등은 밟으면 안 됩니다. 둘째, 일행과 10m 이상 떨어지면 안 됩니다. 만약 안개 등으로 시야가 보이지 않을 때는 조원들을 큰 소리로 불러서 합류한 후에 행동해야 합니다. 셋째, 인솔자는 현 위치와 다음 갈 곳 등을 수시로 확인하고 길을 안내해야 합니다. 넷째, 손으로 나무 등을 잡을 때는 확인하고 또 할 것! 산속에는 죽어서 힘이 없는 나뭇가지가 많으므로 절대 몸의 균형이나 힘을 실어서는 안 됩니다. 손에 잡은 가지가 힘없이 부러지는 순간 몸의 균형을 잃고 넘어져 다치게 되지요."

안전수칙 교육을 끝낸 후 빗속 산행을 시작하였다. 1조 출발, 2조 출발. 내가 선두에 서고 형님이 중간 그리고 큰 형님이 뒤에 섰다. 산을 오르기 시작한 지 20분. 이제 막 송이버섯 서식지에 도착했다.

"형님들 여기서부터 반경… 음 그러니까 능선을 중심으로 양쪽 각각 30m를 중심으로 송이버섯이 있으니 서두르지 말고 천천히 수색하며 오를 것입니다."

송이가 잘 나는 위치와 조건 그리고 버섯이 있을 때 서로에게 알려서 확인 후 채취 방법, 밟을 수 있는 버섯, 아직 낙엽 속에 고운 모습으로 숨어 있는 버섯 등을 설명하고 수색을 시작했다. 그런데 갑자기 "어, 어!" 하는 소리와 동시에 구르는 소리가 났다. 순식간에 벌어진 일이었다. 맨 뒤에서 따르던 큰 형님이 구르고 있었다. 뛰어서 따라갔지만 이미 일은 벌어지고 있었다. 큰 형님은 30여 m쯤을 구르다 물푸레나무에 걸려서 멈추었다. 그나마도 다행인 것이 물푸레나무 밑은 꽤 높은 낭떠러지와 경사가 더욱 심해 멈추지 못했으면 더 큰 사고가 발생할 뻔했다.

나는 뛰어서 형님의 손을 잡고 진정시킨 후 조심스레 안전지대로 모셨다. 그리고 다친 부위 등을 조심스레 점검했다. 다행히 외형상으로는 괜찮은 것 같은데 마지막 물푸레나무에 걸리는 순간 허리를 부딪친 것 같았다. 허리가 아픈 것 외에는 무사한 것 같았다. 찬물을 드리고 1시간가량 더 진정을 시키며 경과를 보기로 했다. 형님은 움직여도 보고 걸어도 보며 산행을 계속할 수 있다고 하는데 안 될 일이다. 사고의 원인은 이러했다. 위에 있는 가지를 잡고 힘을 주며 오르려다 나무가 부러지면서 균형을 잃고 굴러 떨어졌다는 것이다.

"나무를 잡고 몸에 힘을 주기 전에 나무를 한 번 흔들어만 보았아도 사고를 막을 수 있지 않았습니까?"

"그러게 말이야. 미안하네."

"아닙니다. 그나마도 다행이지요. 아무튼 산행은 다음으로 접고 하산하죠."

그런데 큰 형님이 허리만 조금 뻐근할 뿐 몸에 별 이상이 없는 것 같으니 자신은 조심히 하산하여 별장에 있는 일행과 합류할 테니 나머지 사람들은 계속 산행을 하라고 하였다.

"큰 상처도 없고 집이 저기 보이니 조심해서 천천히 가셔도 1시간이면 되니 조심해서 가세요."

우리는 조금 불안했지만 형님을 믿고 산행을 시작했다. 다행히 산을 오르기 시작한 후 얼마 안 가서 송이버섯을 발견하기 시작했다. 목적지를 다 돌아서 처음의 장소까지 오는데 예상 소요시간인 3시간을 훨씬 넘어 5시간이 걸려서야 도착했다. 송이는 예상보다 더 많이 수확했다. 큰 형님도 집에 도착하여 푹 쉬니까 괜찮다며 밝게 웃으셨다. 작은 사고는 있었지만 그 사고로 우리 일행은 큰 교훈을 얻었다.

"맛있습니다."

"요리사가 따로 있나? 내가 요리사지 하하."

모두 점심이 맛있다는 말에 회장님이 웃으시며 농담하는 가운데 화기애애한 시간이 흘러 각자 출발해야 할 시간이 되었다. 그런데 출발 후 15분 정도 왔을까? 구부러진 길에 갑자기 차가 빗길에 돌면서 또 작은 사고가 발생했다. 뒤따라오던 회장님 차의 일행과 합세해서 다행히 빠진 차를 밀어서 다시 출발하는데 30분을 더 버리고 집에 도착하니 날은 이미 어두웠다. 참으로 많은 생각을 하게 하는 하루였다.

나뭇가지에 맞아 별이 보였다

추석이 지난 지 벌써 며칠이 되었다. 송이도 아직은 한창이라 송이밭을 생각하고 있는 차에 휴대폰이 울렸다. 모르는 번호였다.

"여보세요? 예. 누구세요?"
"다름이 아니라 어떤 분의 소개로 전화했는데요. 아… 저는 골다공증으로 오랫동안 고생하고 있는데 골다공증을 잘 본다 하여 전화했습니다."
"아, 그러세요? 지금까지 진행된 병을 치료하기는 어려우나 더 이상 진행을 막을 수는 있을 겁니다."
"어떤 약재입니까?"
"예. 도토리입니다."
"예? 도토리요? 아니 도토리도 약이 됩니까?"
"그럼요. 그것도 아주 좋은 약이 되지요."
"아니, 어떻게 도토리로 약을 만듭니까?"

"예. 요즘 시기에 도토리를 따서 깍지를 빼고 껍질째 한 봉 꿀에다 재워두었다가 3년이 지난 후에 꺼내서 먹으면 마치 젤리처럼 맛이 있습니다. 도토리의 떫은맛과 꿀의 성분이 오랫동안 배합되어서 뼛속을 아주 튼튼하게 한답니다."

"3년씩이나요?"

"예. 우리는 해마다 산을 다니기 때문에 시기가 되면 준비를 한답니다."

"예. 알겠습니다. 보내주세요."

주소와 연락처 등등을 메모하고 다음 날 보내주기로 약속하고 전화를 끊었다. 전화를 받고서야 지금이 도토리를 준비해야 할 시기라는 것을 깨달았다.

내가 다니는 송이밭에는 참나무가 많아 도토리도 채취할 수 있다. 그런데 문제는 늦은 가을에는 도토리가 나무에서 떨어져 있어 줍기 쉽지만 아직 덜 익은 도토리는 찾기가 여간 쉽지 않다는 것이다. 나무가 높고 잘 보이지 않아서 전문가가 아니면 발견하기가 힘들다. 오랜 경험상 나무를 찾는 것은 그리 어려운 일이 아니나 따는 것이 문제였다. 사전에 준비를 확실히 해야 헛고생을 않는다.

처음에는 높은 산에까지 갔다가 준비물 부족으로 헛고생만 하고 돌아온 적이 몇 번 있었다. 나무를 자를 때 쓰는 낫을 긴 장대에 묶어서 도토리가 있는 부분만을 쳐야 하기 때문이다. 내일은 송이도 따고 도토리도 따와야 하기 때문에 시골집에서 3박 4일을 예상하고 준비를 했다. 혼자서 가기는 좀 뭣해서 딸을 데리고 가기로 하였다.

"우리 이쁜 딸아."

"네? 아빠 왜요, 뭐 아쉬운 게 있으세요?"

"아니, 그건 아니고 아빠가 내일 송이도 딸 겸 며칠 시골집에 갔다 오려는데 같이 갈래?"

"죄송해요. 이미 친구들과 선약이 있어서요. 그런데 아빠 제가 같이 가면 저는 일당으로 얼마나 줄 건데요?"

"응, 그럼 하루 3만 원."

"안 되죠! 나는 고급 인력인데 시골까지 갔다가 오는데 겨우 3만 원이요?"

"그럼 일당 말고 우리 동업하자."

"좋아요. 50대 50이지요?"

"뭐? 딸아. 아빠는 차를 운행해야 하고 일도 아빠가 더 많이 해야 하는데 말이 되냐? 8대 2는 어떠냐?"

"그럼 둘이 하면 하루에 얼마를 벌 수 있을까요?"

"응. 송이버섯은 하루에 50만 원. 도토리는 10만 원. 합이 대략 60만 원 정도?"

딸내미가 계산하더니 "그럼 아빠, 7대 3이면 가지요" 하는 것이었다. 딸을 데려가려고 50%는 부풀려 이야기했는데….

"좋아. 그럼 약속한 거야?"

"예!"

딸은 속는 줄도 모르고 친구들에게 전화하더니 핑계를 대고 약속을 취소했다. 다음 날 우리는 새벽에 출발해서 시골집에 도착한 후 식사 등을 챙겨서 산에 올랐다. 먼저 송이를 따고 하산할 무렵에 도토리를 따기로 하고 산에 오르는데 일주일 만에 와서인지 송이가 예상보다 너무 많아 시간이 오래 지체되었다. 산 정상에 오르니 아직 시간은 충분한데 송이가 너무 많아 도토리를 딴다면 짐이 무거워 안 될 것 같았다.

"딸, 우리 도토리가 열려 있는 곳을 찾아보고 그곳에 준비물만 두고 갔다가 내일 와서 따가자."

"그러세요. 그런데 아부지, 나무를 처다봐도 도토리가 달렸는지 아닌지 알 수 없어요."

나는 싱긋 웃으며 대답했다.

"그렇지. 쳐다만 본다고 보이지는 않지."

"그럼 어찌 아나요?"

"그래, 내가 설명해 줄게."

우리는 나무 끝을 쳐다보면서 움직였다.

"딸아, 먼저 땅을 잘 살핀 다음에 하늘을 쳐다보는 거야."

"왜요?"

"땅에는 항상 위험이 있어 특히나 뱀을 밟아 물릴 수도 있단다. 요즘에 뱀은 독이 너무 많단다. 물리면 큰일이지."

"아빠가 있는데요, 뭐. 히히. 아빠는 뱀독을 해독할 수 있잖아요."

"해독한다고 해도 고생은 하지. 아! 딸아 저 나무다!"

"어디요? 저기 앞에 있는 큰 나무 저거요?"

"응."

"도토리는 안 보이는데요."

"도토리는 보이지 않지."

"그럼 어떻게 도토리나무인지 알아요?"

"잘 보렴. 그 옆의 나무를 보면 같은 도토리나무지만 나뭇가지 끝이 하늘로 들려 있는데 저 나무는 끝이 땅으로 처져 있지."

"그러네요."

"그것은 도토리가 달려서 무게가 나가기 때문이야."

"아, 그렇게 간단한 이치구나."

"그래, 이제 알겠니?"

"저기 가서 준비물을 이 근처에다가 숨겨두고 가자."

"그래요."

딸이 앞장을 서고 내가 뒤따랐다. 그런데 갑자기 무엇인가 날아와 나의 뺨을 때리는 게 아닌가? 나는 "악" 소리와 함께 그 자리에 주저앉고 말았다. 딸이 돌아서 달려왔다.

"아빠, 괜찮으세요? 미안해요. 나도 모르게 그만 나무를 잡고 갔어요. 어디 봐요. 피가 나네! 눈은 어때요?"

"응. 괜찮은 것 같구나."

한참을 아파서 정신을 못 차리다 서서히 통증이 가라앉기 시작했다. 나도 잘못한 것이 너무 바짝 따라간 것이다. 잠시 방심한 사이 벌어진 일이다. 다행히 눈은 괜찮은 것 같았다. 이런 경우, 눈에 맞으면 실명할 수도 있다. 앞사람이 나무를 잡고 가다가 휘어진 나무를 놓으면 바로 뒤따라가던 사람을 덮치면서 특히 얼굴 부위를 가격하기 때문에 그 힘이 엄청나다. 산에서 걸을 때 나무를 잡고 휘며 가는 습관은 곧 뒤에 오는 사람에게는 엄청난 흉기임을 명심해야 한다.

집에 도착해서 따온 송이버섯을 저울에 올려놓으니 17kg, 4관. 이것을 다시 상품, 중품, 하품으로 구분하여 냉장보관을 해놓고 쉬는데 딸이 물었다.

"아빠, 오늘 우리가 따온 버섯이 얼마나 되나요?"

"글쎄, 요즘 시세로 보면 상품이 6kg이니까 60만 원, 중품이 5kg 35만 원, 하품은 우리가 먹고. 어림잡아 100만 원 정도?"

"야호! 우리 이제 집에 가요."

"뭐야, 딸아 나흘 동안 하루 평균 100만 원을 벌면 400만 원. 그러니까 너는 나흘 동안 100만 원을 벌 수 있어."

"그런가요? 그럼 아빠, 우리 앞으로 한 달 동안만 산에 다녀요."

"그럴까?"

딸은 고단했던지 일찍 잠자리에

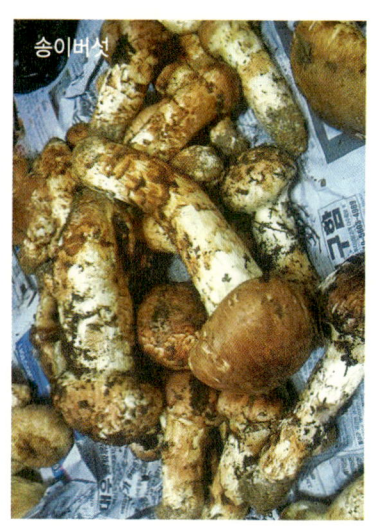

들더니 TV도 보지 않고 곤히 잠이 들었다. 다음 날 또 산행을 했다. 송이는 어제보다 3분의 1 수준밖에 못 따고 대신 도토리를 많이 따서 집에 왔다.

"아빠, 오늘은 별로네요."

"그렇구나."

"내일은 어떨까요?"

"내일은 오늘보다 더하지 못할 것 같구나."

"그럼 우리 그냥 집에 가요. 어제 따온 것도 빨리 팔아야지요. 썩지 않아요?"

"그러자꾸나."

우리는 다음 일정을 취소하고 짐을 챙겨서 집으로 왔다. 다음 날 송이버섯을 휴게소에서 다 팔고 딸에게 용돈을 두둑이 주었더니 신이 나서

"우리 며칠 있다가 또 가요."

라고 말하며 웃어댄다.

"그러자꾸나."

딸은 목돈을 받더니 친구들한테 전화해서 놀러 나가고 우리는 송이버섯으로 저녁을 맛있게 먹었다.

겨울 산행

눈이 많이 왔다. 원주에 사는 마로코가 요즘 뭐 하는지 궁금해서 전화해 보았다.

"친구야. 눈이 많이 왔는데 뭐해?"

"오래간만이네. 나 요즘 눈이 와서 놀고 있어."

"그래? 우리 산행이나 할까?"

"그래, 언제 갈까?"

"내일 어때?"

"좋아. 내일 가자."

약속을 하고 서둘러 산행준비를 했다.

다음 날 강원도에 있는 백운산을 올랐다. 지난봄, 한 번 갔던 곳이라 마로코도 기억을 해냈다. 눈이 많아 겨울에는 길을 잃을 염려는 없지만 그래도 반대편 먼 산과 중간 중간 경치를 설명했다.

"친구야, 우리 오늘 산에서 일박하고 내일 하산할까?"

"야! 이 겨울에 얼어 죽지. 어떻게 잘 수가 있어."

"지난번에 내가 이야기했지? 산에서 얼어 죽지 않고 잘 수 있는 비법, 그것을 오늘 알려줄까 하는데….”

"그래? 재미있겠는데?”

"그럼 오늘 일박하는 거야.”

"그래.”

시간이 많은 터라 우리는 겨울 산을 마음껏 즐기면서 올라갔다. 정상에서 주린 배를 채우며 쉬고 있으니 추위가 느껴졌다.

"친구야, 우리 추운데 불을 해놓고 오징어나 구워 먹을까?”

"이렇게 눈이 많은데 어떻게 불을 해놓을 수 있어?”

"자, 내가 불을 지필 테니 나무나 하러 가자.”

"나무가 눈 속에 다 묻혀서 찾을 수 없잖아.”

"저기를 봐. 낙엽 속 소나무, 잣나무, 참나무 저것들이 나무가 아니고 뭐야?”

"살아 있잖아?”

"그렇지. 당연히 살아 있지. 그러나 저기 살아 있는 가지 아래로 잎사귀가 없는 것이 분명 죽은 가지 아니겠어?”

"그렇지.”

"저것들로 땔감을 해서 불이 확실히 붙으면 그때부터는 저기 살아 있는 나무들을 아무거나 올려놓아도 타는 데는 문제가 없지.”

"그래 재미있겠는데? 한번 해보지.”

작은 톱으로 나뭇가지를 잘라서 내리자 친구는 떨어진 나무를 주워

한 곳에 모아두었다.

"친구야, 나무가 눈이 묻어서 젖어 있어. 불이 붙을까?"

"다 되는 수가 있지요."

친구는 의아하다는 듯 나무를 작게 부러트려 차곡차곡 쌓았다. 나는 근처에 있는 자작나무로 가서 너풀거리는 껍질을 손으로 모으기 시작했다. 검은 비닐봉지에 자작나무 껍질을 가득 채운 후 돌아와서 잘게 쌓아둔 나무 밑에 비닐봉투째 밀어 넣고 라이터를 이용해 불을 붙였다. 불은 순식간에 확확 하면서 마치 기름을 부은 것같이 붙기 시작했다. 이 광경을 본 친구는,

"와 와, 신기한데? 이게 뭐야?"라며 나를 쳐다보았다.

"그래, 이게 자작나무 껍질이지. 이 나무껍질은 비가 오나 눈이 오나 물에 젖지 않고 휘발성이 있거든."

"아, 그렇구나."

우리는 불을 쬐면서 오징어에다 소주 한잔을 했다.

"이제부터는 오늘 밤 잘 수 있는 집을 만들자구."

"그러지."

"아, 저기가 좋겠군."

"야, 저기는 음지잖아."

"그렇지."

"양지쪽으로 가야 지금 이 햇살을 받아 밤에 춥지 않지."

"친구야, 태양은 시간이 되면 넘어가버리지. 그리고 어둡기도 전에

공기는 식어서 추워지거든. 그리고 또 하나 알아두어야 할 것이 양지 쪽에는 대부분 바람이 많고 음지는 기온이 낮이나 밤이나 변동이 없지.”

“아… 그렇구나!”

우리는 음지 깊숙이 들어갔다.

“자, 보게. 이곳은 공기가 미동도 없지.”

“그러네. 신기한 걸?”

“그리고 방을 만들 장소로는 움푹 파인 곳이나 큰 바위 밑 그런 곳이 좋아. 아 저기 푹 꺼진 곳이 있네.”

가보니 무릎 정도 푹 꺼진 곳이 있었다. 내려가 보았더니 낙엽이 많이 싸여 푸욱 하며 들어갔다. 보기보다 제법 많이 파인 곳이었다. 좋아, 우선 바닥의 눈을 치우고 낙엽도 절반 정도 걷어내고 자리를 잡았다.

“자, 이제 침대를 깔아볼까?”

“침대라니?”

친구가 의아한 듯 물었다.

“저기 옆에 있는 소나무와 잣나무 가지를 잘라서 잎사귀 부분만 바닥에다 푹신하게 깔아야 해.”

그리고 나서 양쪽에 나무를 세워서 대들보를 만들었다. 팔목 굵기만 한 나무를 3m쯤 길게 가로지른 다음, 양쪽으로 잔가지와 소나무 잎과 잣나무 잎이 있는 나뭇가지를 세워서 푹 덮은 다음 하우스용 비닐 3m쯤 되는 것으로 전체를 덮었다.

"친구야, 이제 다 됐나?"

"아니야, 마지막으로 할 일이 남았어."

"또 뭐야?"

친구가 궁금한 눈빛으로 나를 쳐다보았다.

"이제부터는 주위에 있는 눈으로 집 전체를 덮어야지, 무덤처럼. 이것이 남극의 이글루가 되는 것이야."

"친구야, 그런데 왜 소나무와 잣나무로 깔고 덮는 거지?"

"응, 그것은 말이야. 겨울에는 다른 풀이 없지 않은가? 다 죽고 푸른 잎이라고는 이것밖에 없지 않은가? 이렇게 살아 있는 잎을 모아두면 이것들이 열을 발산하거든. 봄에 산나물을 뜯어 자루에 담아두면 자기들끼리 열을 내서 반나절만 두어도 다 익어버리듯이 말이야."

"맞아! 나는 그것이 이상하다 했어. 나물을 뜯어 집에 오면 뜨거운 것이 나물이 다 떠버리더라고."

"바로 그런 이치야."

우리는 주위에 있는 눈으로 전체를 수북이 덮고 들어가는 입구에 작은 공간을 두고 들어가서 나무 하나를 빼 위의 눈이 내려와서 덮이도록 하고 안으로 들어갔다. 안은 깜깜한 밤중이었다. 짐 속에 있는 휴대용 랜턴으로 불을 밝히고 자리를 잡으니 그런대로 아늑했다.

"야, 근사한데?"

"그렇지?"

"진짜 춥지는 않을까?"

"조금 있어 봐. 밖에 비닐을 덮은 이유가 뭔지 아나? 바로 여기서 나오는 열을 가두어두기 위한 것이야."

"아하!"

우리는 준비해 온 안주로 술 한 잔을 시작했다. 1병, 2병… 3병의 술을 다 마실 무렵 실내는 훈훈해졌다.

"야, 친구야. 땀나는 것 같지 않아? 우리 산소 부족으로 질식사하는 거 아냐?"

친구가 웃옷을 풀며 장난 반 진담 반 농을 건넸다.

"여기를 보게. 여기에 내가 숨구멍을 만들어두었거든."

나는 팔을 푹 집어넣었다.

"그리고 바닥에는 낙엽 밑으로 흙이 있어 숨 쉬는 데 아무 문제는 없지."

술을 다 마시고 우리는 자려고 누웠다.

"친구야, 정말 덥다. 옷을 벗고 자도 되겠어, 하하. 지난번에 자네가 해준 간이 좋아지는 약 진짜 신기하네. 3개월 먹다 얼마 전에 병원에 가서 확인해 보니 간이 아주 튼튼해졌다는 거야. 전에 갈 때는 몸에 피로가 자꾸 오고 얼굴색도 검붉었는데 이제는 피부색도 정상으로 돌아왔잖아."

"글쎄, 좋아졌다니 다행이구먼. 그 약은 간경화 말기도 회복시킨 것이라네."

"정말 그렇겠는데?"

이런저런 이야기를 나누다 보니 어느새 잠이 들었다. 아침이 되어 시간을 보니 8시가 넘었다. 저녁에 술을 마셔서 그런지 깊은 잠에 들었던 모양이다.

"아 함, 보일러 방보다 더 따듯하게 잔 것 같은데? 요즘 기름 값이 어디 보통이어야지. 기름 값이 겁이 나서 한겨울에 보일러도 못 틀어 춥게 산다네."

"나는 걱정 없네."

"아 참, 자네 집은 온돌방이지?"

"응. 나는 나무만 있으면 걱정이 없거든. 요즘에는 지천이 나무라 예전처럼 나무하는 데 별로 힘들이지 않거든. 산에 숲 가꾸기 한답시고 죄다 나무를 베어놓아서 집에 해놓은 나무만도 몇 년을 살 수 있거든."

짐을 챙겨서 밖으로 나오니 하늘이 맑았다.

"이제 하산하지."

어제 우리가 온 발자국이 그대로 남아 있어 그 길을 따라 쉽게 올 수 있었다. 원주에 와서 점심을 먹고 다음을 기약하며 무사히 겨울 산행을 마쳤다.

돌연변이 난을 찾아라!

    서울에 사는 두 형님과 야생춘란을 감상하기 위해 전라도 정읍에 가기로 했다. 새벽, 날이 새기 전에 출발하여 증평 IC에서 합류해서 정읍에 도착하니 아침 8시였다. 정읍 욕쟁이 할머니가 운영하는 식당에서 구수하고 시원한 쑥 된장으로 아침을 해결하고 10분 정도 차로 이동해서 산을 정했다.

    한적한 곳에 차를 세워두고 산 아래서 코스를 정한 후 3명이 10m 간격을 두고 산을 오르기 시작하는데 높은 산에는 아직 잔설이 많은 편이라 조심하지 않으면 미끄러져 다칠 수 있으므로 서로 대화를 주고받으며 조심스럽게 올라가는데 입구에서부터 난이 보였다. 사실 나는 난에 대해서는 오늘이 처음이지만 두 형님은 30년간 난을 위해서만 산을 오르신 분들이다 보니 난에 대해서는 아주 해박한 지식을 가지고 계셨다. 몇 년 전부터 난을 배우기 위해서 형님들을 졸라왔는데 오늘에야 이루어진 것이다.

    "형님, 저기 난이 많이 있네요."

큰 형님이 곁으로 다가오더니 난에 대해 설명해 주었다.

"이 난은 춘란이야. 잎을 잘 보게. 모두 다 푸른색이지?"

"그렇군요."

"그리고 자세히 보면 중앙에 줄이 있고 양옆에 또 줄이 있지."

잎을 하나 따서 옆 광으로 자세히 살펴보니 아주 가는 선이 보였다.

"예. 보이네요."

사실 시력이 조금 떨어지는 사람은 보이지 않을 정도였다.

"일반 춘란의 특징이지."

"그럼 우리가 보고자 하는 난은 어떤 것입니까?"

"응. 그러니까 잎의 양옆에 혹은 중앙에 노란색이나 연한 줄무늬가 있거나 아니면 잎의 전체가 노란색을 하고 있는, 이를테면 영양이 부족해서 떡잎이 되는 것같이 특이한 것이라네. 그것을 돌연변이라고 하지. 변종 말이야."

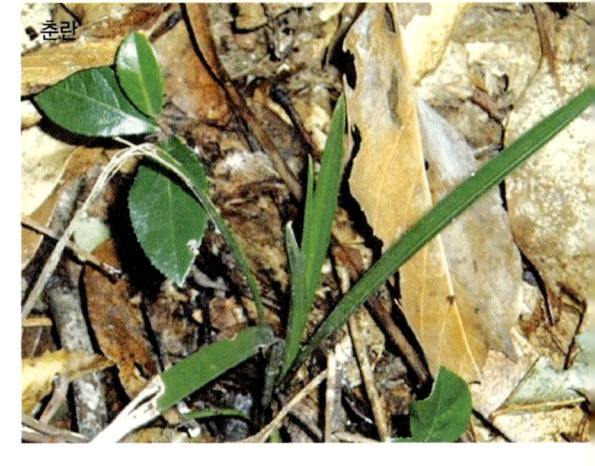

설명을 들을 때는 금방 알아들었는데 지금은 다 잊어버리고 생각나는 것은 전체가 무늬 없이 노란색을 하고 있는 것이 '서', 중앙에 두 줄로 되어 있는 것은 '중투', 양옆으로 무

늬가 있는 것이 '복륜', 그리고 '호피, 사피' 등 여러 가지 이름이 있는데 그다지 머리가 좋지 않아 금세 다 잊어버렸다. 설명을 듣고 난이 보이는 곳마다 뛰어다니면서 확인해 보았지만, 그놈을 찾기는 쉽지 않았다. 3시간 넘게 난을 찾아 헤매다 형님들에게 물었다.

"형님들, 이렇게 많은 난 중에 그놈들은 안 보이네요."

"이 사람아, 그것이 그리 쉬이 보이면 어찌 귀한 난이며 수십, 수백만 원을 하겠는가? 매일같이 하루도 거르지 않고 한 달을 찾아도 운이 좋아야 볼 수 있을까 말까야."

"그래요? 나는 또 헛고생만 했네."

두 형님이 한바탕 크게 웃었다. 나는 그제야 마음을 비우고 산을 즐기기로 했다. 이곳저곳 바위며 나무 이름을 부르며 오르다 보니 난에 대해서는 흥미를 잃어갔다. 그런데 어찌 앞에 자연산 영지버섯이 보였다. 개 눈에는 똥만 보인다더니 '웬 영지' 하면서 따서 손에 들었다. 내 모습을 본 형님들이 웃으며 말했다.

"재주는 어쩔 수 없구먼. 여기 와서도 약초야 허허."

나는 어이가 없었다.

"이곳까지 왔는데 그 어렵다는 중투란이나 한 수 보일 것이지. 이게 뭡니까, 형님?"

"신령님께서도 자네는 한약이나 하라는 게지 뭔가 하하."

"그런가…."

그때였다. 작은 형님이 소리를 질렀다. 우리는 총알같이 달려갔다.

"어디 어디?"

"이것 보세요."

처음 보는 나도 알아볼 수 있는 복륜이었다. 우리는 양지바른 곳을 찾아서 점심을 먹었다. 점심을 다 먹자 작은 형님이 내게 조금 전의 복륜을 주었다.

"오늘 동생의 첫 출전 기념이야. 잘 길러봐 봐."

"형님, 저는 집에 난이 하나도 없어요. 어떻게 해야 난을 잘 보살필지 모르겠네요. 난이 죽으면 아깝잖아요."

"그래도 한번 키워봐."

"집에 가서 화분과 마사토 흙을 사서 심고 여름에는 이틀에 한 번, 겨울에는 열흘에 한 번, 물을 듬뿍 주면 되고 바람이 잘 통하고 햇볕은 하루에 두 시간 정도 쪼여주면 잘 자랄 것이야."

하면서 설명해 주시기에 앞으로도 물어가면서 잘 키워보겠다며 고맙게 받아 들었다.

"자~ 이제 또 시작해 볼까?"

"예. 그러지요."

수색을 시작한 지 불과 10여 분. 이번에는 큰 형님이 "심 봤다"라고 소리를 질렀다. 다름이 아닌 서, 산반이라고 한다. 전체 색이 노란색이다. 내가 "와, 아주 귀하다고 해서 오늘은 맨손으로 돌아갈 줄 알았는데…"라고 말하자 형님들이 입을 모아 말했다.

"자네가 오늘 아주 운이 좋은 것이야. 첫 출전에 이런 것을 구경하기란 쉽지 않은데 말이야."

"그런가요? 제가 행운아라서 형님들이 수확이 있는 겁니다."

내가 장난스럽게 말했다.

"그런가 보네, 하하."

그러고 있는데 저기 앞 나무에서 이상한 것이 보였다. 언뜻 보기에도 표고버섯이다.

"저기 산표고가 있네요."

"뭐? 아직 추운데 무슨…"

"표고버섯이라니까요. 저기를 보세요."

죽은 나무가 누워 있는 곳에 가서 보니 상당히 많은 버섯이 붙어 있었다. 다 따니 작은 비닐봉지에 제법 무게가 느껴졌다.

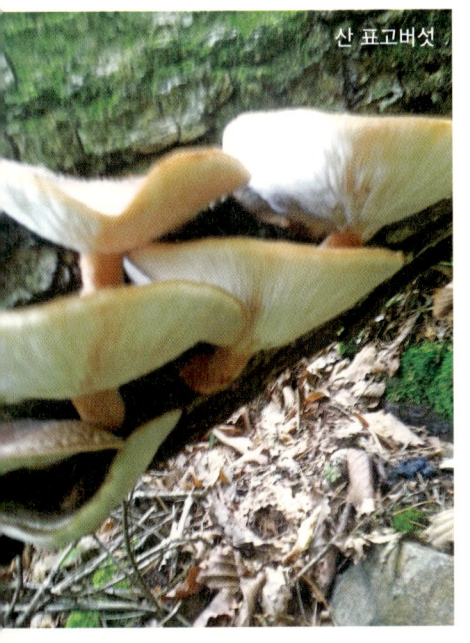

산 표고버섯

"형님, 식구들과 맛있게 드세요."

나는 버섯을 진해 형님에게 주었다. 그러자 형님은 오늘 복권 맞았다며 좋아했다.

벌써 오후 2시다.

"이제는 하산을 준비하면서 내려가야 해요."

잔설이 있고 땅의 표면이 살짝 얼어 있어 상당히 미끄러웠다.

"조심하셔야 합니다. 오를 때는 미끄럼을 모르지만 내려갈 때는 장난이 아니거든요. 똑바로 내려가지 말고요, 옆으로 가듯이 하면서 나무의 밑 부분을 밟도록 하세요."

말하기가 무섭게 내가 미끄러지기 시작했다. 2m쯤 미끄러지면서 엉덩방아를 찧었다. 나뭇가지를 잡으면서 순발력으로 아래쪽에 있는 나무의 밑 부분을 발로 브레이크를 잡듯 멈추었다.

"괜찮은가?"

형님이 걱정스레 물어왔다.

"그럼요. 제가 시범을 보여드린 겁니다. 조심하세요."

100여 m쯤 내려오니 얼음도 없고 잔설도 없이 낙엽만 무수했다.

"이제는 안전하겠지?"

"아닙니다. 아직도 위험은 있습니다."

"그래?"

"이곳을 보세요. 돌이 듬성듬성 있지요? 그리고 낙엽이 많아서 속을 알 수가 없습니다. 속이 푹 팬 곳을 낙엽이 가리고 있는 경우가 많은데 만약 이런 곳을 무심코 밟으면 한쪽 발이 푹 들어가 몸의 균형을 잃고 고목나무처럼 쓰러지지요."

"아, 그럴 수도 있겠구나. 하긴 전에 그런 경험이 몇 번 있었지만 다행히 큰 부상은 아니었어. 하지만 지금도 가끔 허리가 좋지 않은 것을 느끼거든. 그러면 여기서는 어떻게 걸어야 사고를 예방할 수 있는가?"

"예. 우선 걸을 때 온몸에서 힘을 분산하십시오."

"어떻게 말인가? 그게 가능한가?"

"예. 보십시오. 발자국 소리가 나지 않도록 살금살금 걸어보세요. 양팔을 벌리고 이렇게 말입니다."

"아하, 그런데 이렇게 걸을 수는 없지 않은가? 팔을 벌리고 말이야."

"그렇지요. 그럼 양팔을 내리고 그렇게 조심스럽게 걸어보세요. 그렇게 힘을 어느 한 쪽에만 두지 않고 살살 걸으며 점차 빨리 걷기를 연습하면 넘어져도 크게 다치지 않고 산행을 하고 나서도 다음 날 몸의 피로나 근육통이 없답니다."

"이 사람, 진작 알려주지. 그러면 내일 걱정이 없을 게 아닌가?"

"하하. 죄송합니다. 그리고 산행을 하다 보면 청바지를 입고 등산하는 사람들을 가끔씩 마주치는데 참으로 위험한 일이지요."

"그건 또 왜인가?"

"청바지는 뻣뻣하고 질겨서 잘 찢어지지 않거든요."

"그럼 산에서 좋은 것 아닌가. 산에서 옷이 찢어지면 하산해서 사람들이 많은 곳에 가면 그것도 낭패가 아닌가?"

"예. 보십시오. 산에서는 우선 몸이 자유스러워야 위험한 순간에도 신속히 대처할 수가 있지요. 그리고 다쳤을 때 다리에 골절이 되거나 했을 때 살은 부어오르고 그러면 청바지는 우선 벗어지지도 않고 잘 찢어지지도 않아요. 응급처치가 늦어질 수밖에 없지요. 다리가 많이 부어오르면 청바지가 팽팽해져서 칼로 자르기도 어렵지요."

"아, 그렇겠군."

"산행할 때는 계절에 따라 색상도 신중해야 합니다. 봄에 꽃이 피고 가을에 단풍이면 붉은색은 반드시 피해야 하고 여름에는 녹색을 피하고 겨울에는 하얀색을 입지 말아야 합니다. 조난당했을 때를 대비해서지요. 멀리서 옷의 색상을 보고 발견할 수 있도록 말입니다. 눈밭에 실신해서 쓰러진 사람이 흰색 옷을 입었다면 알아볼 수 있겠습니까?"

"허허. 동생, 산행도 과학적이어야 하겠구먼?"

"그렇지요. 누구에게나 일어날 수 있는 사고에 대비하기 위해서 사전에 준비하는 습관을 가져야 하지요."

이런저런 이야기를 나누며 오는 사이 어느새 차에 도착했다. 짐을 차에 정리하고 집으로 향했다.

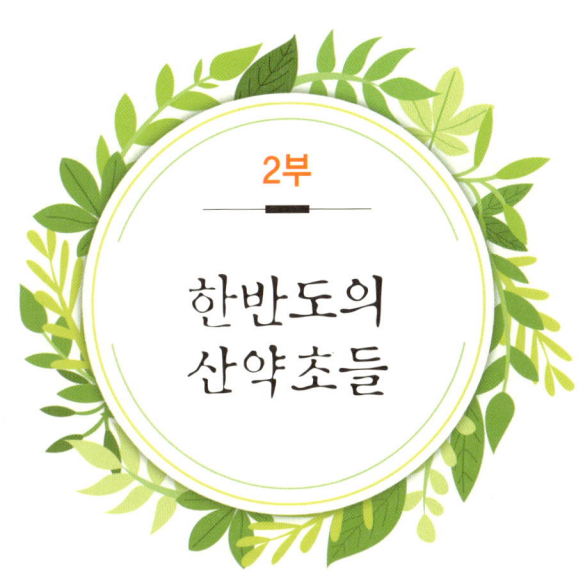

2부
한반도의 산약초들

식물연구가 최유승이 권하는
산약초 모음

꼭 읽어 보세요

이제마 선생의 사상체질(태양인, 태음인, 소양인, 소음인)에 따르면 사람마다 체질이 다르며, 체질이 어떻게 배합되었는지에 따라서 성격이 형성된다. 예를 들어 어떤 사람의 체질이 태양 10%, 태음 20%, 소양 30% 소음 40%로 구성되어 있으면 소음이 40%로 가장 많기 때문에 소음인으로 본다. 이 배합을 잘 찾아서 활용하는 것이 중요하다.

사람이 이러하듯이 우리가 먹는 음식에도 성질이 있다. 돼지고기는 차고 닭고기는 따뜻하듯이 식물도 성질이 있다. 여기서는 식물에 관하여 알아보고자 한다. 식물도 자신을 보호하기 위해 특유의 독성과 향을 지니고 있고 성질 또한 따뜻한 것과 찬 성질 그리고 평온한 것이 있다. 쓰려고 하는 사람의 성질과 식물의 성질을 잘 알고 쓰면 약이 되고 잘 모르고 쓰면 독이 된다. 아무리 독이 없는 식물이라도 나와 성질이 같은 것을 오래 쓰면 독이 되는 것이다.

식의(食醫, 밥하는 의사)는 어머니라는 말의 또 다른 이름이다. 식구들이 찬 성질의 소음인인데 매일 조밥에 돼지고기 삼겹살을 주면 어찌 되겠는가. 그래서 식의라 붙여진 듯하다. 어머니들이 이 글을 읽고 훌륭한 식의로 거듭나 가족이 모두 건강하고 행복한 가정을 이루시길 기원해 본다.

가시오가피

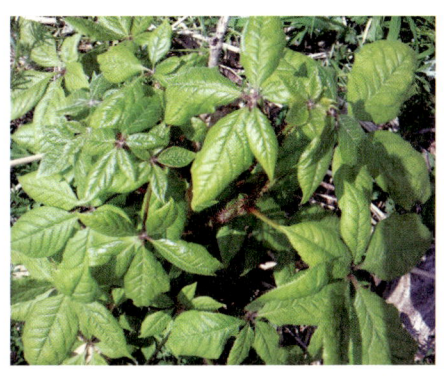

설악산, 태백산, 지리산 등 깊은 산골짜기 습한 곳에서 자란다. 7~8월에 꽃이 피고 10월에 열매가 검게 익는다. 잎은 다섯 개로 산삼과 흡사하게 생겼으며 가지에 가시가 빽빽하게 돋아나 있고 회갈색이다.

효능 성분이 따뜻하고 맛이 맵고 독이 없다. 중풍을 없애고 근육을 강하게 한다. 류머티즘 풍습을 고치고 뼈와 근육을 강하게 한다. 150~200그램을 소주 1.8리터에 담가 보름 후에 한두 잔씩 매일 복용하면 자양강장제가 된다. 또한 아랫배나 발, 허리 통증에 하루 10~20그램을 달여서 마시면 치유된다. (『약초한방백과』)

가중나무 뿌리껍질(저근피)

가중나무는 야산이나 도로가에 많이 서식한다. 키는 20m까지 자라며 나무는 무늬가 아름다워 가구로 만들어 쓰기도 한다. 어린순은 두릅과 같이 데쳐서 먹기도 한다.

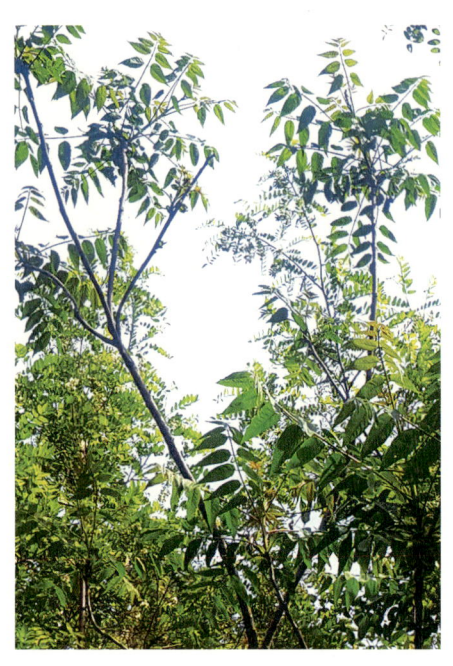

효능 성질이 차고 쓰며 약간의 독이 있다. 치질을 치료하는 데 도움이 되고 설사, 이질, 출혈, 대하증에도 효과가 있다. 닦거나 꿀에 축여 구워서 사용한다.

가지

가지는 농가에서 1년 내내 재배된다. 비타민 B, B1, B2 및 C를 다량으로 함유하고 칼슘은 토마토보다 많다. 특히 비타민 D가 함유되어 있어 혈압을 낮추고 모세혈관의 파열을 막는 작용이 있으므로 노인들의 식사에 적합하다.

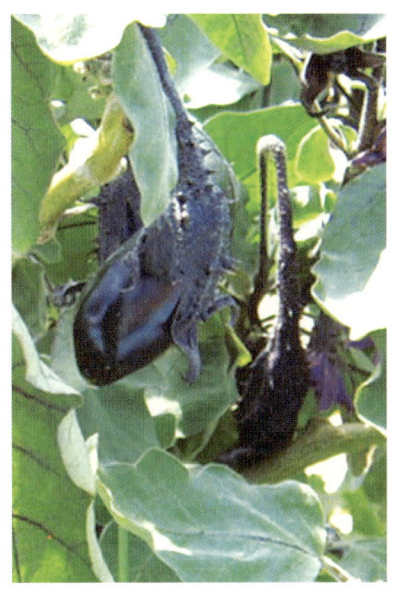

효능 성분이 차고 맛이 달고 독이 없다. 노년기에 흔히 볼 수 있는 안면 수족 피부의 얼룩점, 반점은 모세혈관의 출혈이라고 한다. 꼭지는 사마귀를 없애는 데 효과가 있다. 꼭지의 자른 입구로 사마귀를 문지르면 오래지 않아 없어진다고 한다.

갈대

갈대는 물의 정화기능에 탁월하다. 갈대는 습하고 물이 흐르는 곳에 꼭 있는 식물이다.

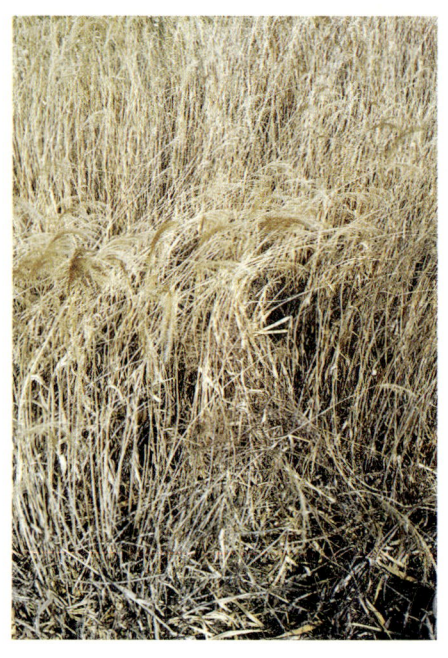

효능 성분이 차고 독이 없다. 인체의 정화라고 할 수 있는 신장 기능이나 이뇨에 갈대의 뿌리가 좋다는 것은 신기한 일이다. 뿌리줄기를 하루에 5~10그램을 달여서 차처럼 마시면 체내의 나쁜 액을 내보내므로 방광 등에 의해 붓기를 낫게 한다. 뿌리를 갈아서 생즙을 마시면 위의 열을 없애고 토하는 것을 낫게 해주고 오줌을 조절해 준다고 한다.

감

감은 따뜻한 곳에서 자라며 열매를 맺는다. 대관령이나 태백에는 감이 없다. 감 열매에 함유된 단맛은 과당이며 위장에 부담을 주지 않는다. 옛사람들은 밑가지의 감 한 개는 굶주린 나그네를 위해서 꼭대기 한 개는 겨울의 새들을 위해 남겨둔다고 한다. 까치감이라고도 한다.

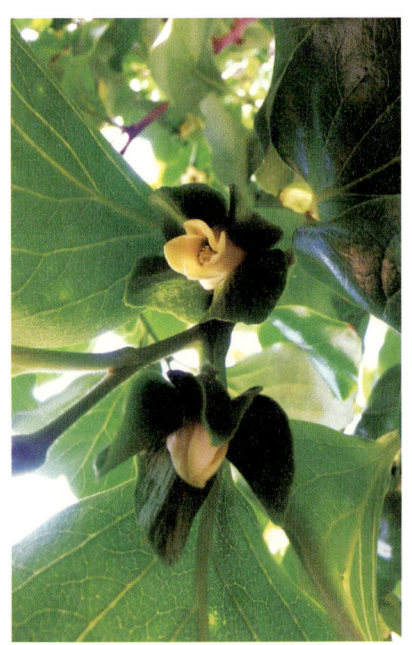

효능 성질은 차고 달다. 탄닌 성분이 있어 변비가 있는 사람은 조심하는 것이 좋다. 중풍이나 고혈압일 때 여물지 않은 열매에서 짠 감즙을 무즙에 섞어서 반 컵씩 하루에 두 번 정도 마시면 좋다. 또 홍시의 꼭지는 그늘에 말려두었다가 끓여서 마시면 딸꾹질이 금방 가라앉는다. 말린 감을 씹어서 독사에 물린 곳에 바르면 흔적도 없이 사라진다고 한다.

감제풀(호장근)

습지나 깊은 산 속 등에서 자라는 풀로서 줄기가 어른 손목 굵기만 하고 키는 3미터쯤 자라는 다년생 풀로, 푸른 바탕의 줄기에 붉은 반점이 박혀 있다. 뿌리로 번식을 하지만 간혹 씨앗도 발아되는 경우가 더러 있다. 감제풀의 한 의명은 호장근이다.

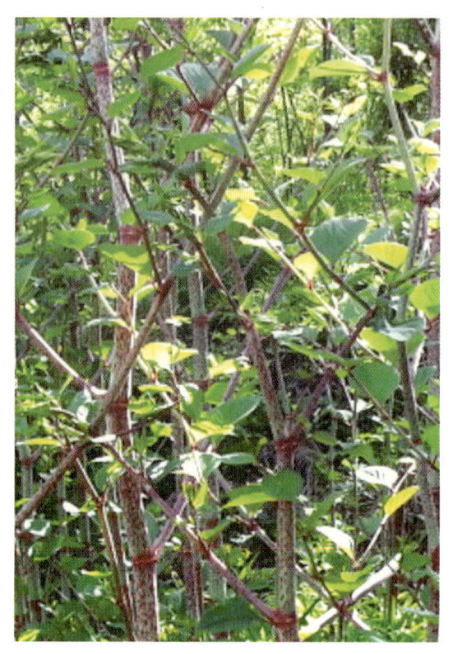

효능 성질이 약간 따뜻하고 맛이 쓰며 독은 없다. 호장근은 임질 등 외과에 쓰인다. 약초로는 주로 뿌리를 사용하고 주성분은 옥시안트라키논 유도체의 폴리고닌, 에모딘 등이다. 뿌리를 햇볕에 말려서 적당히 자른 것을 하루 양 20~30그램을 달여서 마시면 이뇨제가 되고 방광염이나 방광결석에 특히 좋다. 간장염, 관절염, 월경불순, 특히 부인병에 좋다.

개나리

전국 어디에서나 볼 수 있다. 4월 초순에 노란 꽃을 보기 좋게 피워서 담장 같은 관상목으로 많이 심었다.

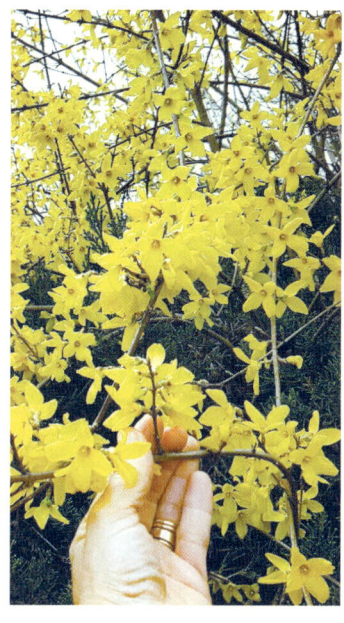

효능 성분이 고르고 독이 없다. 과실에는 오레아놀산이 함유되어 종기의 염증을 치료한다. 고름을 내서 독을 없애는 작용이 있다. 피부병, 종기, 중이염, 신염 등에 하루에 3~5그램을 달여 마신다. 고서에는 "종기 독을 없애고 통증을 가시게 하고, 소변이 잘 통하고 임질을 치료하며 모든 열을 없앤다" 라고 쓰여 있다. 임상실험에 의해서도 이것이 증명되었다. 티프스균, 파라티프스균 녹농균, 폐렴쌍규균 등에 항균작용이 있고 알레르기성 자반증 등에도 효력이 있다고 한다.

개다래나무

옛날 나그네가 피로해서 쓰러졌을 때 이 열매를 먹고 기운을 차려 다시 길을 떠났다는 이야기가 전해지고 있다. 정력 강장제로 효과가 있다. 이것으로 만들어진 폴리감마라는 제제가 강심, 이뇨의 주사약이며 신경안정, 숙면, 보온에도 중요시 되고 있다.

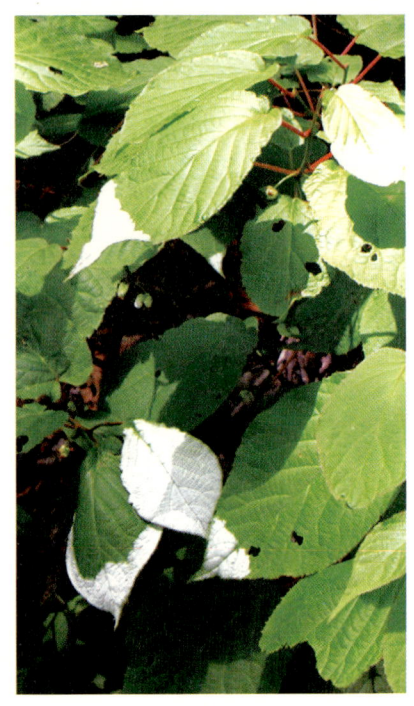

효능 따뜻하고 독이 조금 있다. 개다래나무는 목천료(벌레 먹은 열매)라고도 하며 먹는 방법에 따라서 치료 효과도 다르다. 뜨거운 물속에 담갔다가 햇볕에 말려서 분말로 해서 쓰면 류머티즘 관절염, 중풍, 냉증, 신경통에 좋고 술로 담가 먹으면 최면제, 정력제, 강장제로 좋다.

개미취

들이나 야산에서 군락을 이루고 자생한다. 봄에는 나물로 먹지만 가을에는 꽃과 줄기 그리고 뿌리 등을 채취해서 그늘에 말려서 부인들의 각종 병에 약으로 이용했다. 인터넷 등에 보면 보라색 꽃이 개미취라고 되어 있는데 미역취 꽃이 보라색이며 어릴 때 보면 미역처럼 길게 자란다 하여 미역취라고 붙여진 이름이다. 미역취 잎

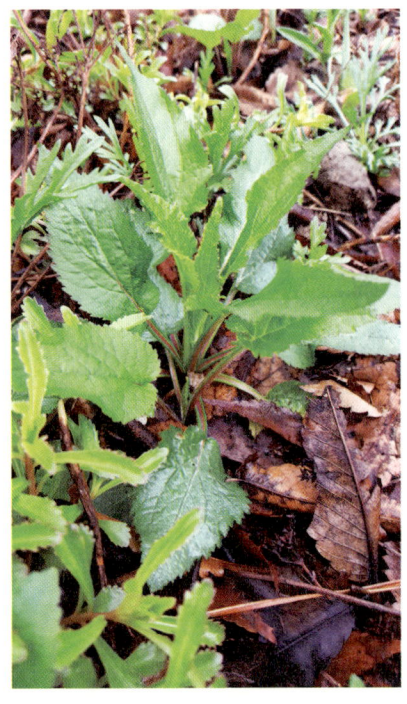

은 소루쟁이 어린 것과 흡사하다. 그러나 개미취는 자세히 보면 조금 다르다.

효능 성분이 고르고 독이 없다. 기관지 천식, 이뇨작용, 항암작용, 폐결핵, 생리불순 등에 좋다.

겨우살이

다른 나무에 달라붙어 그 나무의 영양분을 빨아먹고 자라는 버섯 같은 기생식물이다. 참나무, 박달나무 등에 많이 붙어 자란다. 겨우살이는 더디게 자라지만 오래 산다. 겨우살이는 겨울에 꽃을 피우고 열매를 맺는다. 열매는 익어가면서 노란색이 되며 과즙은 끈적이며 섬유질이 아주 많다. 맛은 별로 없다.

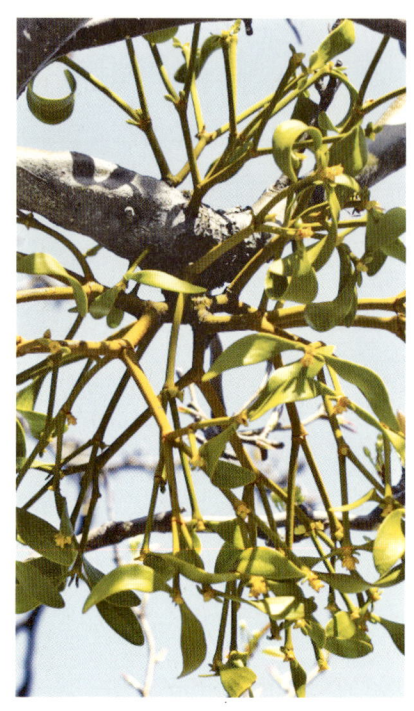

효능 성질은 따뜻하고 독이 없다. 항암 효과는 산삼 다음으로 뛰어나다. 각종 암과 성인병(고혈압, 당뇨), 신경통, 관절염 등에 좋은 약재로 널리 이용되고 있다. 차로 마시는 방법과 분말로 먹는 방법이 있다.

고본

전국의 야산이나 높은 산에 서식한다. 지금은 재배를 많이 하고 있다.

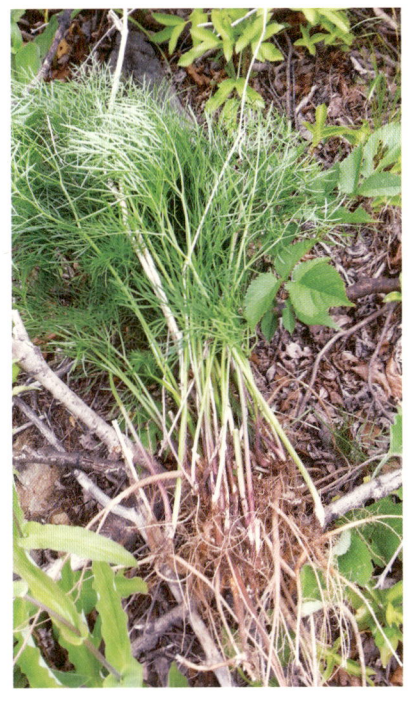

효능 따뜻하고 쓰고 매우며 독이 없다. 감기로 인한 두통 특히 이마 쪽의 두통에 효력이 뛰어나다. 관절염, 위경련, 두통 등에 차처럼 달여서 하루 3번 식후에 먹으면 좋다.

곤드레나물

강원도 지방에 많이 서식하고 있으며 특히 강원도 태백산과 오대산 등에서 많이 볼 수 있다. 정선 화암약수에서 카지노가 있는 민둥산 억새밭이 유명하며 이곳에는 지금도 자연산이 많아 봄이면 외지에서 많이 몰려온다고 한다.

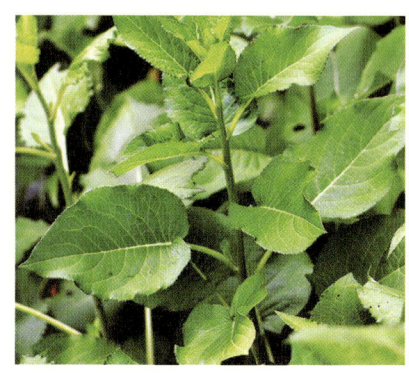

효능 성분이 고르고 독이 없다. 지혈, 소염, 이뇨작용, 지열, 해열에 쓰이며 민간에서는 부인병에 치료약으로 널리 쓰였다. 나물로 먹으면 좋다. 뿌리는 잘 씻어서 그늘에 말려서 쓰면 신경통에 좋다.

곰취

곰취는 곤드레와 같이 강원도 태백산 일대를 중심으로 서식한다. 깊은 산 속에 서식하기 때문에 곰들만 먹는다 하여 곰취라고 한다. 지금은 농가에서 재배를 하여 봄이면 시장이나 마트 등에서 쉽게 볼 수 있다. 그러나 자연산은 산지에서나 조금 볼 수 있다.

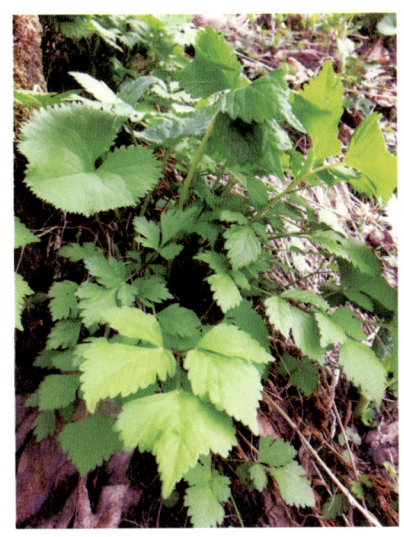

효능 성질이 조금 차고 독이 없다. 곰취는 섬유질이 풍부해서 변비에 좋고 나트륨이나 독소를 배출하는 데 효능이 있다. 칼슘이 함유되어 있어 어린이들 성장에 도움을 주고 골다공증 예방에 좋다.

귤껍질(진피)

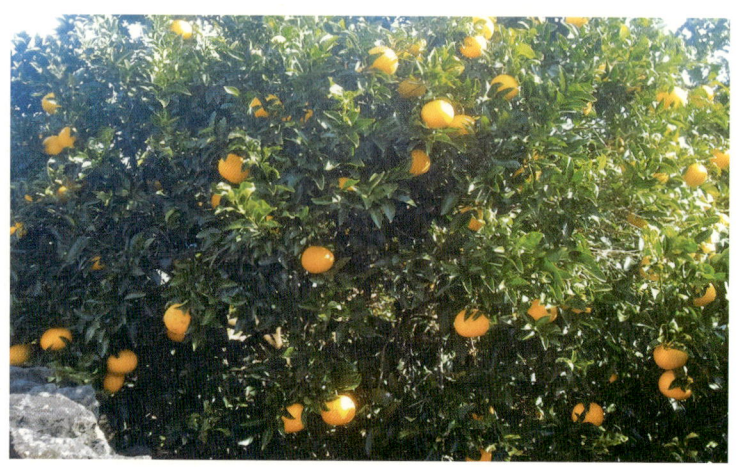

귤은 설명이 필요 없을 정도로 널리 알려져 있다. 제주도에서 많이 난다.

효능 귤껍질은 성질이 따뜻하고 독이 없으며 맵고 쓴 맛이 있다. 기(氣)를 순조롭게 하고 비(脾)를 고르게 하려면 흰 속째 쓰고 담을 삭이려면 흰 속을 떼고 쓴다. 가슴속의 체기를 이끌어주고 만일 체기를 없애려면 귤피 3푼에 청피(청귤 껍질) 1푼을 더 넣어 달여서 먹는다. 소화불량, 트림, 구토, 메스꺼움 증상을 완화하는 데 도움이 된다.

까마중

까마중은 가지과의 한해살이 식물로 전국에 걸쳐 널리 분포되어 있다. 산이나 들, 묵은 밭에서 흔히 볼 수 있고 까맣게 익은 열매가 중의 머리를 닮았다 하여 까마중이라 한다.

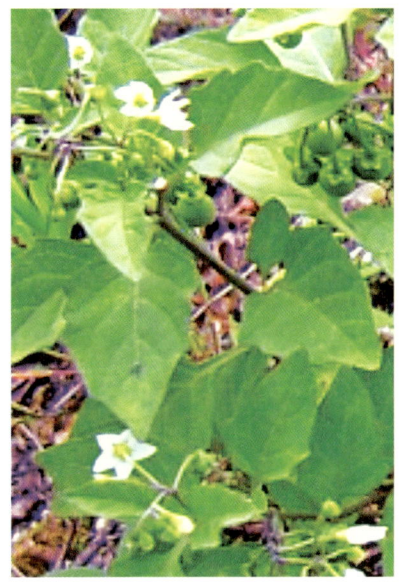

효능 성질이 차고 독이 조금 있다. 각종 암, 상처 난 곳, 종기, 신장결석, 관절염, 통풍 등에 효과가 있다. 그늘에 말린 것을 30~50그램을 물 1리터에 절반되게 달여서 하루 3~4회 나누어 마신다.

꽈리(산장)

꽈리는 전국에 걸쳐 묵은 밭이나 들에서 자라며 여름에 꽃을 피워 열매를 맺고 가을에 붉게 익는다.

꽈리는 열매 속에 들어 있는 씨앗을 잘 빼어내고 입 안에 넣고 불면 개구리 울음소리와 같은 꽉 꽉 소리를 낼 수 있다.

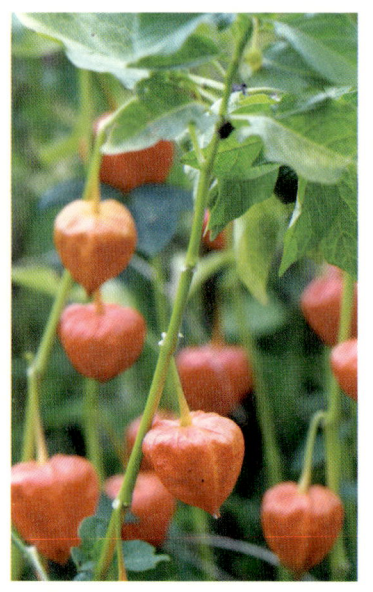

효능 성질이 차며 시고 독이 없다. 가을에 서리를 맞은 꽈리는 달고 맛있다. 천식에 주로 쓰이며 편도선과 해열, 요통 등을 완화하는 데 효과가 있다. 호흡기, 비뇨기과 생리통에도 사용한다.

나팔꽃

전국에 분포되어 있고 담장이나 울타리에서 많이 볼 수 있다. 원래 나팔꽃은 준하제로 사용된 것이며 꽃으로서 관상용은 그 다음이다.

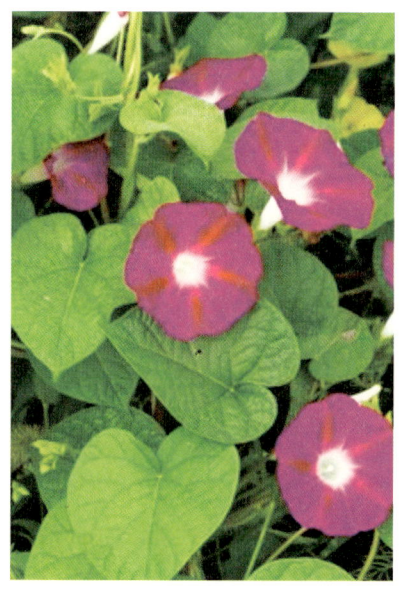

효능 성분이 차고 쓰다. 독충에 물렸을 때 나팔꽃 잎을 으깬 즙을 바른다. 동상에도 바람에 말린 잎줄기 등을 물에 달여서 하루 3회 손을 담그고 5분간씩 따뜻하게 하면 좋다. 꽃의 색이나 품종은 관계가 없다. 여름에 응급용으로 한두 그루 필요하다.

냉이

우리나라 어디에서나 볼 수 있으며 특히 강원도 평창·정선·하장·영월, 충청북도 충주·괴산, 경상북도 문경·영주·봉화 등에 많이 있다.

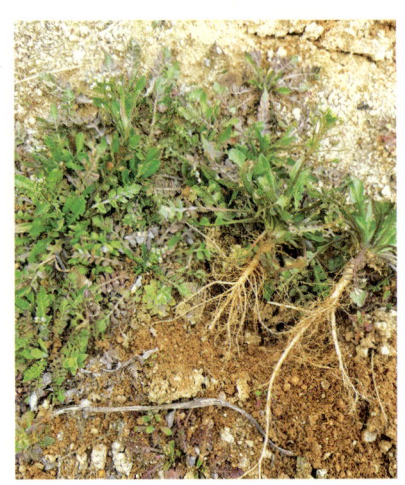

효능 따뜻하고 독이 없다. 냉이는 2~3월이 제철이다. 10그램당 칼로리가 무려 40칼로리가 함유되어 있으며 영양소는 비타민 B1, 비타민A, 비타민C, 칼륨, 철분 등 봄나물 중에서는 가장 많다. 춘곤증, 숙취 해소, 시력 보호, 만성피로, 변비, 소변을 잘 보게 하고 지혈 작용도 있다. 고혈압이나 빈혈에도 탁월하다. 냉이는 작지만 효능은 어떤 식물도 따라오지 못할 영양소를 함유하고 있다.

노간주나무

노간주나무는 척박한 땅에서 잘 자란다. 향나무와 흡사해서 혼동될 수 있다. 측백나무과에 속해 향도 측백나무와 비슷하다. 나무줄기가 상당히 질기고 단단해서 소의 코뚜레로 사용했다. 불에 달구면 잘 휘어져서 만들기도 좋았다.

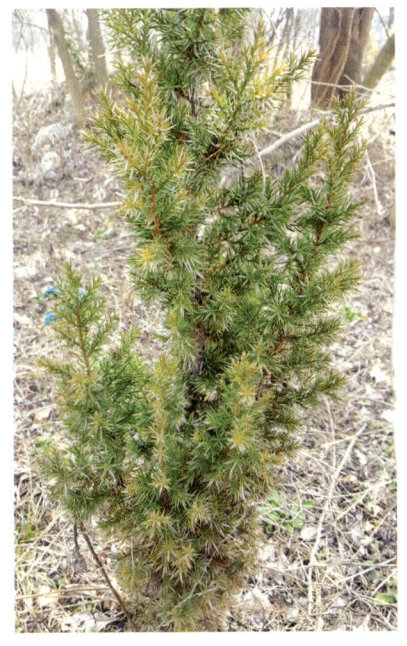

효능 성분이 고르고 약간의 독이 있어 오래 먹지 않는 것이 좋다. 가을에 열매를 따서 기름을 짜서 쓴다. 그 기름을 두송유라 한다. 통풍, 류머티즘 관절염, 근육통, 견비통, 신경통 등에 사용한다.

누리대

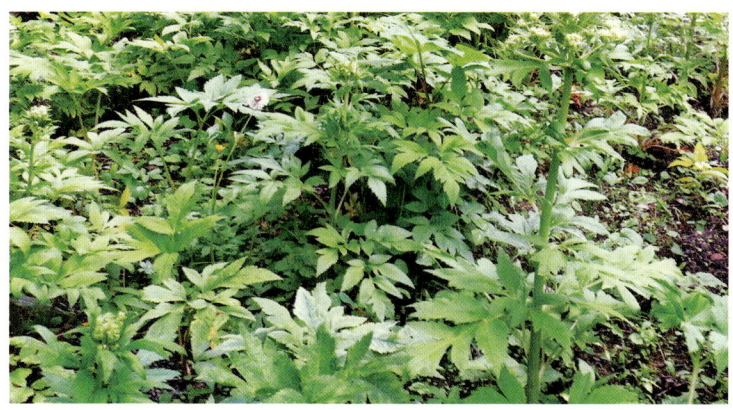

해발 1,000미터 이상 고산지대에 서식한다. 태백산, 소백산, 오대산 등. 하지만 양이 아주 적어서 귀해 상당히 고가에 거래된다. 요즘 농가에서 고소득 작물로 재배하고 있다. 그러나 아주 누린내가 심해서 처음 먹는 사람은 잘 먹지 못한다. 한두 번 먹기 시작하면 맛에 중독성이 있어 나중에는 누리대만 찾게 된다. 모양새는 당귀와 비슷하다.

효능 성분이 고르고 독이 없다. 소화를 촉진시키며 변을 잘 보게 한다. 또한 복통에도 좋으며 산모가 먹으면 젖이 잘 나온다. 나이 많은 남자가 먹으면 여자를 밝힌다고 한다.

느릅나무

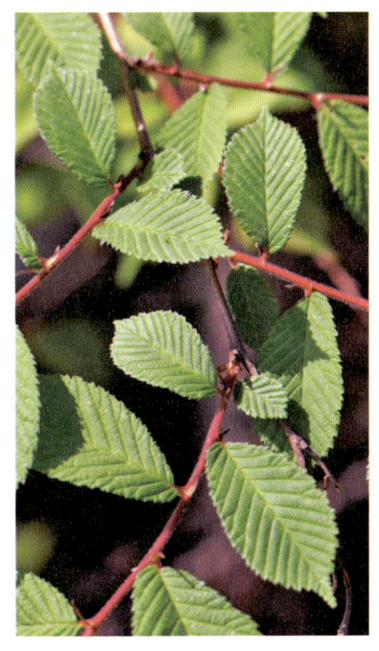

느릅나무는 강원도 산골 어디에서나 흔히 볼 수 있는 나무다. 돌이 많은 곳이면 필히 이 나무가 있다. 껍질이 상당히 질겨서 옛날에는 껍질을 벗겨서 피나무 껍질 대용으로 망태 줄이나 소를 묶어두는 밧줄로 사용하였다. 지금도 북한에서는 이 껍질을 이용해서 산나물 삼지구엽초를 수확하는 것을 보았다. 중국산 음양곽이라 하여 보았는데 느릅나무 껍질을 보고 북한산이라는 것을 알았다.

효능 성분이 고르고 독이 없다. 느릅나무 껍질을 유피라 하고 뿌리껍질은 유근피로 소화기관에 좋다. 위장, 췌장, 소장, 대장 등에 탁월하다 하여 몇 년 전 생로병사에서 소개되기도 했다. 항암 효과도 뛰어나다.

달래

생약보다는 반찬으로 더 익숙한 식물이다. 달래의 향긋한 향이 식욕을 돋아준다.

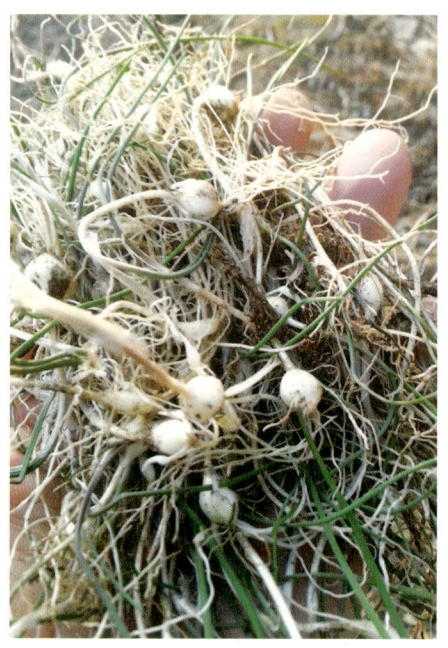

효능 성질이 따뜻하고 독이 아주 조금 있다. 풀 전체를 잘 씻어서 그늘에 말려 적당량을 달여 마시면 몸이 따뜻해진다. 고서에도 신장을 덥혀주고 비장을 보한다고 기록되어 있다.

담쟁이

담쟁이넝쿨은 포도과에 속하는 낙엽넝쿨 식물이다. 나무나 바위, 담장 등을 타고 올라가면서 서식한다. 한방에서는 담쟁이를 '석벽려'라고 한다.

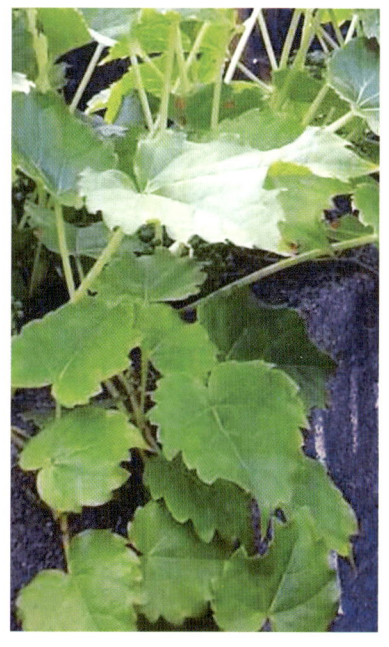

효능 성분이 약간 차고 독이 없다. 당뇨병의 혈당을 떨어뜨리는 효과가 있으며 10~20그램을 물로 달여서 마시면 좋다. 관절염, 근육통, 어혈, 부인들의 적대하나 백대하증을 치료하고, 편두통, 류마티즘, 반신불수 등에도 치료약으로 쓴다. 종양에도 담쟁이넝쿨을 잘게 썰어 그늘에 말려서 가루를 내어 하루에 15그램 정도 복용한다. 약으로 쓰는 담쟁이는 반드시 소나무를 감고 올라간 것을 사용한다.

당귀(승검초)

강원도 태백산맥을 중심으로 야산이나 들에서 흔히 볼 수 있다. 향기가 특이해서 어린잎과 줄기를 생으로 즐기는 사람들이 많아지면서 생나물로 재배, 판매되고 있다. 생잎과 줄기를 먹고 난 후 찬물을 마시면 입 속에 은단을 먹은 것처럼 화한 느낌이 들면서 막힌 코가 뻥하고 뚫린다.

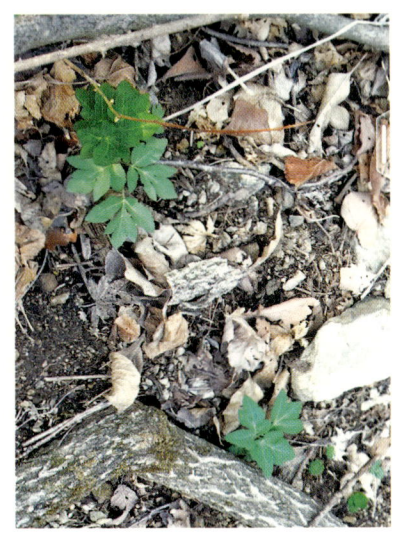

효능 따뜻하고 독이 없다. 당귀 10그램에 물 300리터를 넣어 절반이 되게 달인다. 여기에 대추 3알을 넣고 좀 더 달인 물을 하루 3회 복용하면 부인의 혈도에 좋고 보혈하며 산후 전이나 산후 후 월경불순에 좋다. 장기 복용하면 손발을 따뜻하게 하고 냉증을 치료한다.

대추

우리나라 어디서나 흔히 볼 수 있는 과일이다. 그러나 약으로도 잘 알려져 있다. 한방에서는 '대조'라 하며, 대추씨를 산조인이라고 한다.

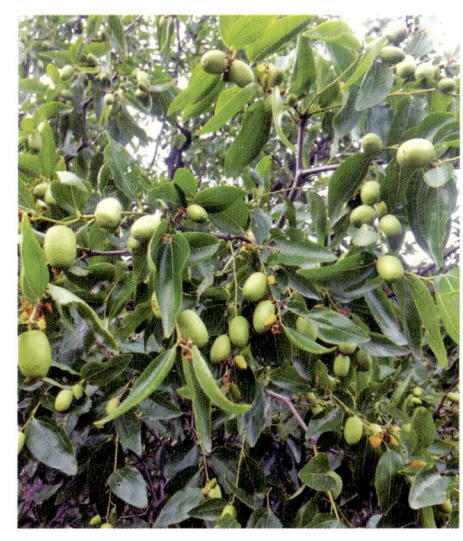

효능 성질이 고르고 독이 없다. 대추는 생것을 먹으면 비를 조절하여 살이 빠지고, 말린 것을 먹으면 살이 찐다. 정신안정, 스트레스 해소에 좋다. 대추씨는 볶아서 쓰면 수면제 대용이고 신경을 안정시킨다. 생으로 쓰면 불면제로 사용할 수 있다.

더덕(사삼)

우리나라 야산에 자생하며 특히 강원도, 경상북도, 충청북도, 경기도 등 야산에 많이 서식한다.

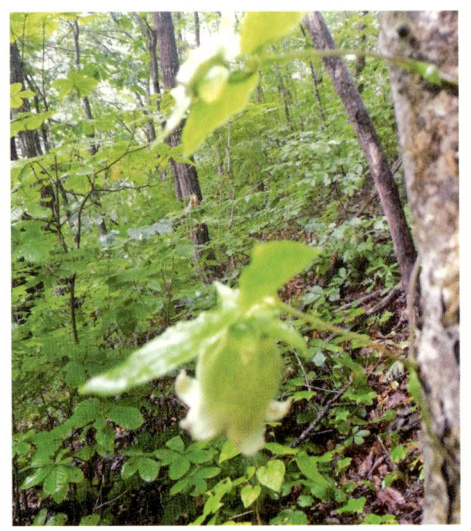

효능 성질이 약간 차고 독이 조금 있다. 담을 없애는 데 주로 쓰이며 폐의 기능을 보강해 준다. 그러나 폐열로 기침을 하는 경우에는 약이 되지만 풍기나 냉기로 기침을 하는 경우에는 약으로 쓰면 안 된다.

도꼬마리

도꼬마리는 전국 묵은 밭이나 개간지 등에 서식하며 봄에 꽃을 피워 가을에 열매를 익어간다. 열매는 가시가 많아 사람이 지나가면 옷에 달라붙는다. 도꼬마리 씨앗을 창이자라 한다.

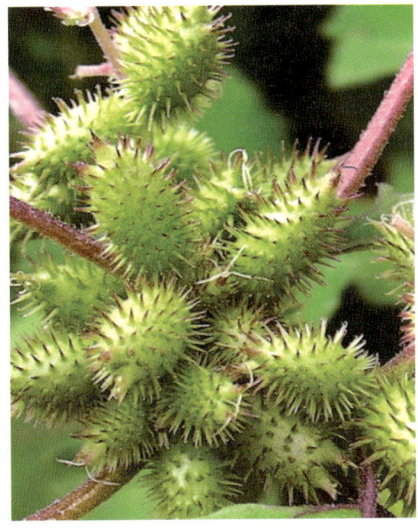

효능 성분이 고르고 따뜻하고 약간의 독이 있어서 볶아서 쓴다. 예부터 나병이나 축농증, 비염, 관절염 등의 치료약으로 써왔다. 씨앗을 가루 내어 물에 타서 콧속을 수시로 씻어주고 또 양치질도 하면서 줄기와 잎을 차처럼 마시면 축농증이 빨리 낫는다. 도꼬마리는 알코올 중독에 특효약이다. 그리고 백납병이라 부르는 백전풍에도 효과가 있다. 복용하는 동안에는 돼지고기, 닭고기, 소고기 등 모든 육류는 물론 술, 커피, 인스턴트 음료, 라면 등을 일체 먹으면 안 된다. 무슨 약이든 장기간 꾸준히 먹어야 효험을 볼 수 있다.

도라지(길경)

우리나라 산지에 야생종이 아직은 상당량 있다. 수십 년 된 야생 도라지가 발견되는 경우도 종종 볼 수 있다. 오래 묵은 도라지는 산삼에 버금간다. 강원도 정선에서 100년 된 야생 도라지를 본 적이 있다.

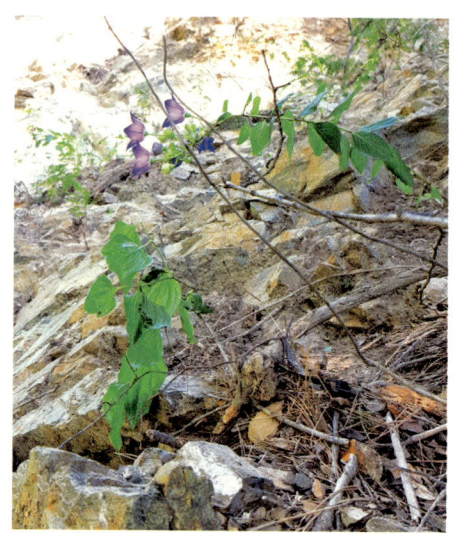

효능 약간 따뜻하고 독이 조금 있다. 목을 윤택하게 하고 기, 가래를 없애는 사포닌을 주성분으로 한다. 말린 뿌리를 잘게 썰어서 1일량 5~6그램과 대추 3알을 더해서 200리터 물로 달여 3회 나누어 마신다. 편도선의 부기도 없어진다.

두릅나무

우리나라 들이나 야산, 높은 산 할 것 없이 고르게 분포되어 있다. 꽃은 여름 장마철에 흰색으로 피고 가을에는 검은 열매가 익어간다. 가시가 많이 돋은 것이 특징이다.

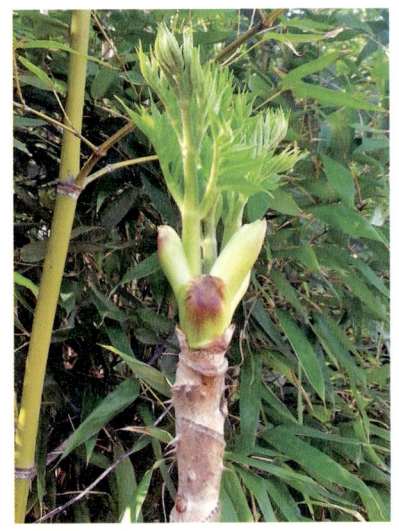

효능 성분이 고르고 독이 없다. 봄에는 순을 따서 끓은 물에 데쳐서 나물로 먹으면 좋다. 뿌리를 캐서 흐르는 물에 씻어 그늘에 말린 것을 차처럼 마시면 당뇨에 좋다고 한다. 건위, 이뇨, 진통, 신장염, 발기부전, 관절염 등의 치료약으로 이용된다.

둥굴레

산과 들에 많이 서식하며 묘터나 양지바르며 습이 좀 있는 곳에서 많이 자란다. 뿌리는 메뿌리와 같이 생겼고 잔털이 많은데 씻을 때 잔털을 모두 제거해서 쓴다. 잎이 서로 맞대진 것을 황정이라 하고 어긋난 것을 편정이라 한다. 약효도 현저히 떨어진다.

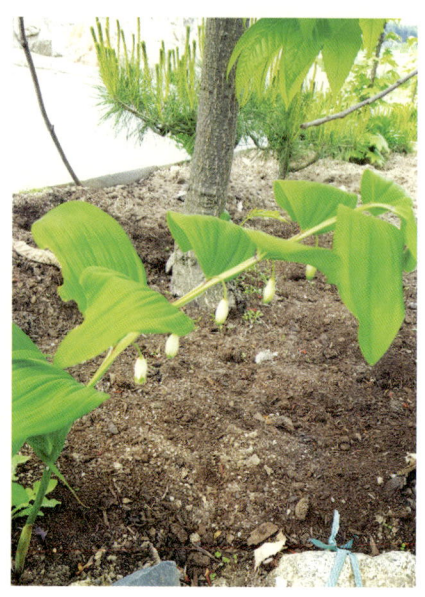

효능 성분이 고르고 독이 없다. 강장, 강정에 사용한다. 얼굴에 얼룩점이 없어져서 안색이 좋아지고 몸이 가볍게 되고 장생하는 선약으로 알려졌다. 황정은 고(藁)를 만들어야 월등한 효과를 볼 수 있다.

땅두릅(독활)

이른 봄에 움이 트고 산 속 습한 곳에서 자생한다. 현대는 농가에서 재배를 많이 해 나물용으로 시중에 보급되고 있다. 데쳐서 먹으면 한약 냄새가 나서 싫어하는 사람도 있지만 그 향을 좋아하는 사람도 많아 인기가 높다. 그러나 땅두릅에 대해 알면 알수록 식용이나 약용으로 중요하다는 것을 알게 될 것이다.

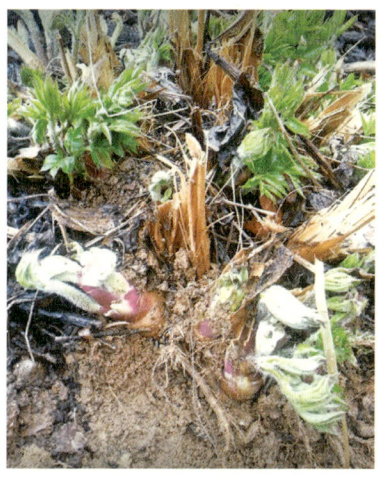

효능 성분이 고르고 따뜻하다. 봄에 싹이 트기 전에도 좋으나 줄기만 남는 11월에서 봄까지가 더욱 좋다. 땅속에 뻗은 굵은 뿌리를 채취하여 그늘에 말려서 더운물로 흙이나 잔뿌리를 제거하고 껍질을 벗겨 5센티 정도의 크기로 잘라 하룻밤 담근 후 햇볕에 충분히 말린다. 이것이 독활이다. 두통, 신경통, 류머티즘 관절염, 진통 효과에 좋다.

마(산약)

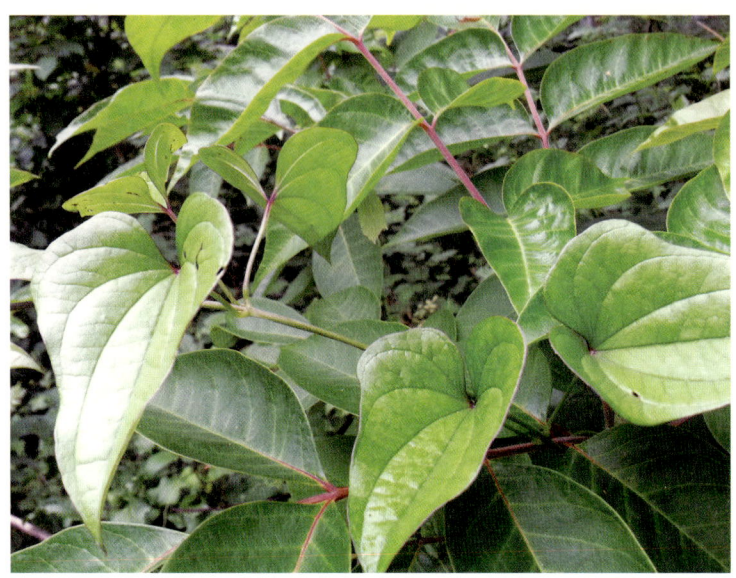

　우리나라 어디에서나 볼 수 있다. 야산이나 높은 산에도 있다. 지금은 농가에서 특수작물로 재배도 많이 한다. 키는 3미터 이상 자라며 덩굴성이라 옆에 아무 나무나 감고 올라간다. 한방에서는 산약이라고 한다.

　효능 성질은 따뜻하고 독이 없다. 체력 보강에 좋고 위장병, 소화기 계통에 좋으며 자양강장에 특히 좋다고 한다. 혈관에 콜레스테롤이 쌓이는 것을 예방하고 중풍에 걸리지 않게 한다고 한다.

마가목

높은 산에 서식하지만 울릉도에도 서식한다. 지금은 농가에서 고소득 작목으로 재배하여 관상목, 정원수로 인기가 좋다. 늦은 가을에 열매가 익어서 아름답게 보인다. 한방에서는 '정공등'이라 부른다. 말의 다리가 부러지면 이 나무를 입에 물렸다 하여 마가목이라 한다.

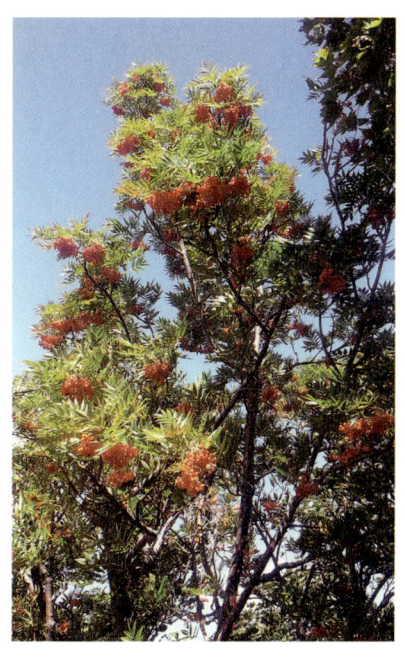

효능 따뜻하고 독이 없다. 관절통, 류머티즘, 만성기관지염, 근육통, 이뇨작용, 강장 등에 효험이 있다고 한다. 껍질 5~10그램을 물 200cc에서 반이 되게 달여서 차처럼 매일 마시면 위의 증상을 완화시킨다. 또한 『동의보감』에는 중풍과 어혈을 낫게 하고 늙은이와 몸이 쇠약한 것을 보하고 성기능을 높이며 허리힘과 다리의 맥을 세게 하며 흰머리를 검게 한다고 씌어 있다.

마늘

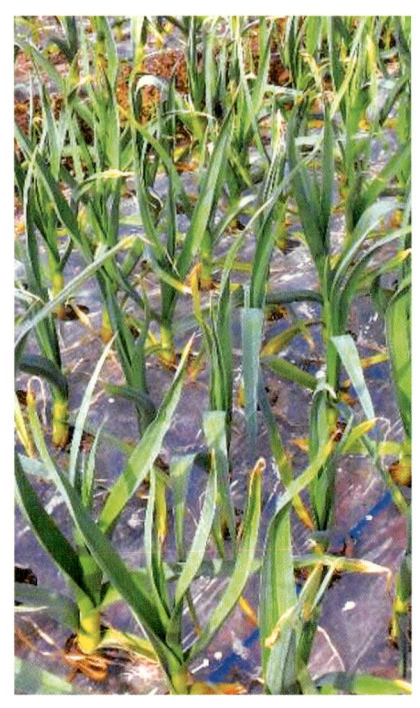

나리과의 재배 식물. 원산지는 인도, 고대 이집트나 그리스에서도 재배되었으며 동양에서는 한나라 무제시대에 전래되었다. 우리나라 전국에 걸쳐 재배되고 있으며 품종도 여러 종이 있다. 밭에서 재배되는 것과 논에서 재배되는 것이 있는데 많이 알려진 건 단양 육쪽 마늘이다. 근래는 흑마늘이 세간에 오르내리는데 내 체질과 질병과 식물의 성질이 맞아야 효험을 볼 수 있다. 그렇지 않으면 독을 먹는 것이니 이 점을 항상 유의해야 한다.

효능 성질이 따뜻하고 독이 있다. 피로 회복, 강장, 감기 예방, 건위, 냉증 등에 좋다. 또한 약한 불에 구워서 먹으면 담을 없앤다고 하여 예전에는 많이 구워 먹었다.

만병초

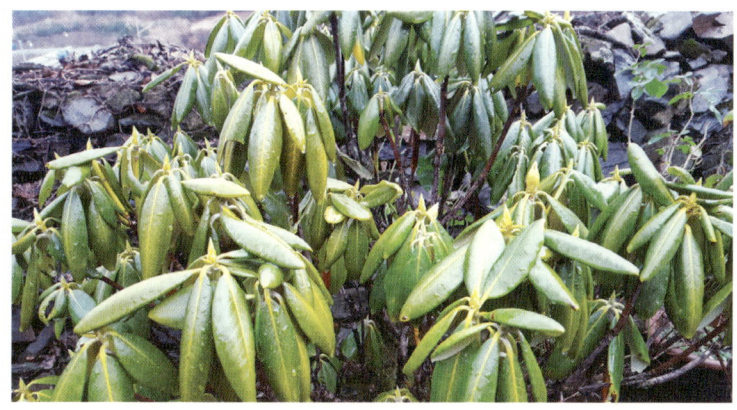

 높은 산 해발 1,000미터 이상인 고산지대에 군락을 이룬다. 잎은 외래종인 고무나무 잎과 흡사하나 조금 작다. 꽃은 7월에 철쭉과 같은 흰색이 탐스럽게 핀다. 꽃은 두견새 울 때 핀다 하여 두견화라 부르며, 두견주는 신선들이 먹는 술로 알려져 있다.

효능 성질이 차고 독이 많다. 만병초는 독이 있어 많이 먹으면 혀가 말려 들어간다고 한다. 물 1리터에 만병초 잎 2~3개를 넣고 끓인다. 먹는 양은 소주잔으로 한 잔만 먹어야 한다. 가을이나 겨울철에 채취해서 쓴다. 말 그대로 만병을 고친다고 한다. 오래 먹으면 정신이 맑아지고 피가 깨끗해지며 여성들이 먹으면 불감증을 치료할 수 있고 정력이 세어진다고 한다.

맥문동

백합과의 여러해살이 풀이며 사계절 푸르기 때문에 화초로 많이 이용한다. 관공서의 화단이나 아파트 단지 내 화단 등 어디서나 쉽게 볼 수 있다.

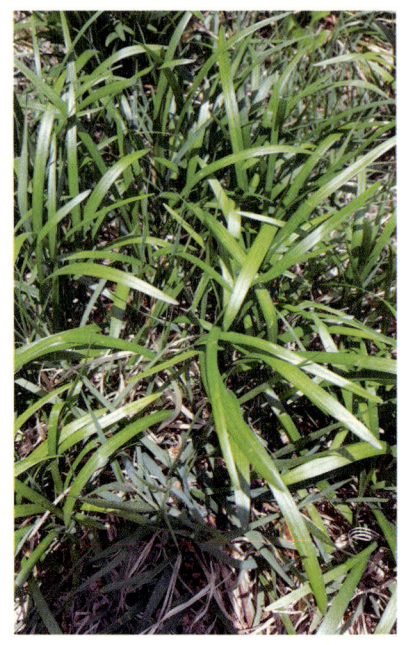

효능 맥문동은 관동화와 상오약(相惡藥. 서로 맞지 않는 약재)이라 같이 쓰지 않는다. 성질이 차고 독이 없으며 맛은 달고 쓰다. 기침과 가려움증에 진정효과가 있으며 항균작용과 면역력 증강에도 탁월하다. 5대 명약에 들 정도로 명약 중에 명약이다. 맥문동은 뿌리 속의 심을 제거하고 써야 하며 너삼, 석종유와는 상오약이고 철을 금한다.

머위

우리나라 습한 곳이면 어디서나 흔히 볼 수 있다. 머위는 곰취보다 좀 더 거칠고 빳빳하고 털이 있다. 여름에는 줄기가 자라면 잎은 버리고 줄기만 쓴다. 반찬으로 할 때는 줄기껍질 속에 있는 심줄을 제거하고 쓴다. 약으로 쓸 때는 전초를 음지에 말린 후 사용한다. 전초란 뿌리를 포함한 전체를 말한다.

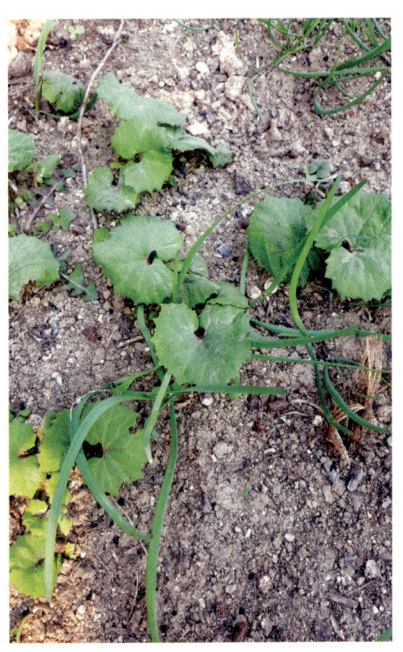

효능 성질이 고르고 독이 없다. 꽃봉오리를 말려서 달여 먹으면 기침을 멈추게 한다. 뿌리줄기를 빻아서 환부에 붙이면 타박, 부기에 좋다. 전초를 달여 마시면 목구멍 통증에 좋다.

명아주

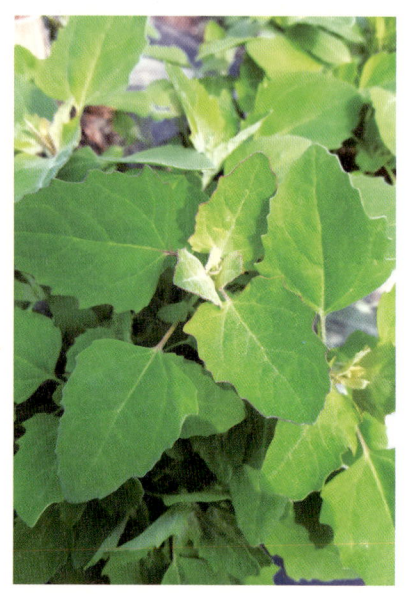

명아주는 밭이나 들에서 흔히 볼 수 있는 풀이다. 그러나 보기보다는 인간에게 상당히 이로운 식물이다. 힘들게 산에 가지 않아도 나물로 반찬을 할 수 있고 나물로 무치면 맛도 좋다. 약성도 좋은 식물이다. 식용으로 쓸 때는 잎사귀 뒤에 있는 은색 가루를 제거해야 한다. 끓는 물에 넣고 3분 이내로 데친 다음, 찬물에 잘 흔들면 가루가 제거된다. 너무 오래 삶으면 곤죽이 되어서 안 된다.

효능 성질이 고르고 독은 잎사귀 뒤 가루에 있다. 고서에는 18가지 용법이 쓰여 있다. 치통, 입속이 부었을 때, 목이 부었을 때 태워서 칠하거나 입에 물고 있으면 좋다고 한다. 매일 20그램을 달여 마시면 중풍 예방이나 치료에 도움이 된다고 한다. 새싹에는 아미노산, 지방산 비타민 A, B, C 등이 함유되어 있으므로 가루를 잘 제거한 후 생즙으로 먹어도 좋다.

무

무는 별다른 설명이 필요 없다. 우리가 매일 먹는 반찬 중에 배추나 무는 빠지지 않는다. 깍두기, 채김치, 총각김치, 동치미 등이 있다.

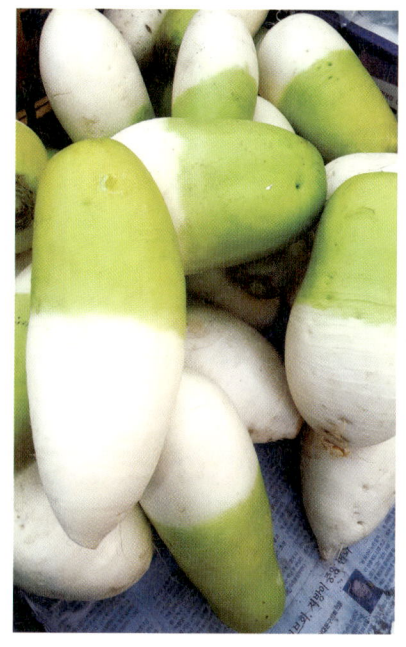

효능 성질이 따뜻하고 독이 없다. 맛은 맵고 달다. 감기로 목이 아플 때 무를 잘게 채 썰어 꿀이나 물엿을 듬뿍 섞어서 오랫동안 두면 침출액이 많이 생긴다. 이 물을 한 번에 2~3숟가락씩 수시로 먹으면 하루 만에 낳는다. 또 완숙된 종자를 하루 5~10그램 달이거나 분말로 만들어 마시면 건위, 가래, 기침에 잘 듣는다. 씨앗을 한방에서 내복자라 한다.

물푸레나무

야산이나 높은 산에 흰 무늬가 특징인 나무다. 질기고 단단해서 도끼자루나 망치자루, 도리깨로 사용했다. 껍질은 진피라고 한다. 귤껍질도 진피다. 나무를 잘라서 물에 담그면 물이 파란색으로 변한다 하여 물푸레나무라고 한다.

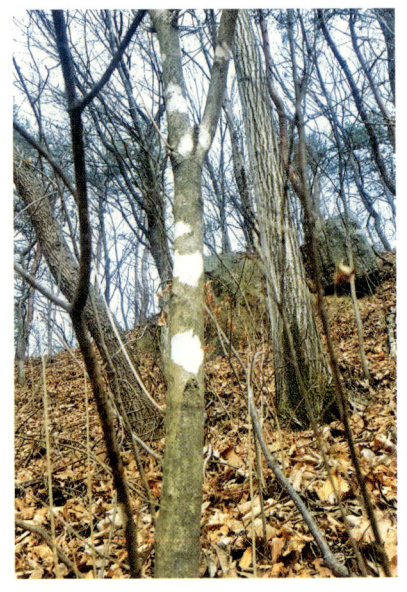

효능 성분이 차고 독이 없다. '방광을 잘 통하여 정기를 늘이고 다섯 가지 피로를 보충한다'라고 고서에 씌어 있듯이 말린 잎은 이뇨에 사용한다. 껍질을 벗겨서 물 컵에 넣고 물을 반만 채우면 푸른색으로 우러나는데 이 물을 수시로 마시면 관절염에 좋다고 한다.

박하

박하는 전국의 논밭 습지에서 자생한다.

여름철에 꽃이 피고 향이 진하여 담배, 치약, 화장품 등의 향료첨가제로 쓰인다. 약으로 쓸 때는 탕이나 산제 또는 환제로 이용하며 술에 담가서도 쓴다.

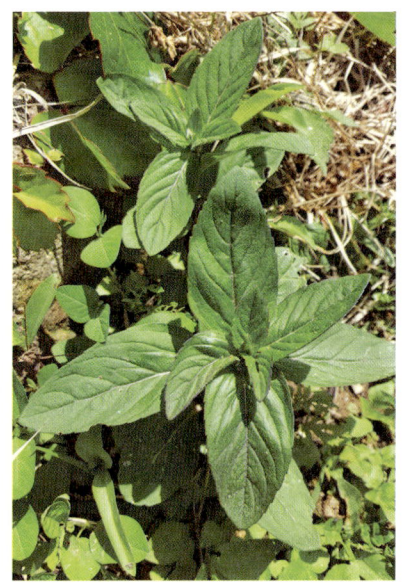

효능 성질이 차고 맛은 매우며 독이 없다. 머리와 눈을 맑게 하고 신경을 안정시켜 주고 불면증, 소염작용 등 다양하게 쓰인다. 또한 박하는 늘어진 피부를 당겨주고 모공을 수축해 주는 효과도 있으며 몸의 열을 흩어지게 하므로 해열에도 좋다고 한다.

반하

뽕밭이나 차밭 등 밭 경작지의 잡초로 자란다. 지하에 있는 괴근 때문에 쉽게 제거하기 어렵다. 예전에 밭을 매면서 반하뿌리를 모아 물에 씻으면 하얀 콩알 같았다. 이것을 여러 날 말려 모아놓으면 약초 장사꾼이 다니면서 사가는 데 가격도 좋아서 재미가 있었다.

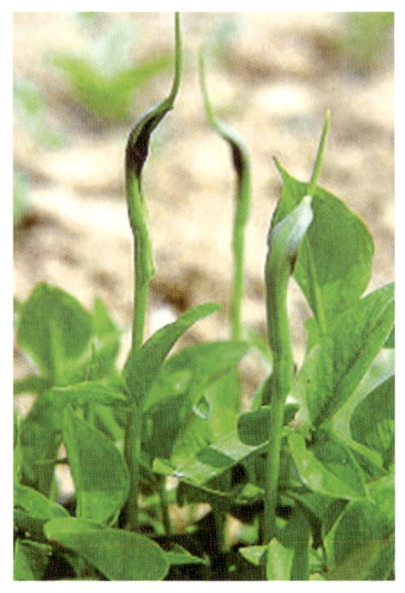

효능 성분이 고르고 생것은 차고 익으면 따뜻한 성질로 변한다. 임산부의 입덧에 많이 쓴다. 『신농본초경』에는 설사약으로 수록되어 있고 위가 차서 잘 체하는 사람에게 쓴다. 독이 많아서 먹으면 바로 사망한다. 꼭 전문가와 상의하여서 사용해야 한다.

밤나무

오랜 역사를 가진 과수 중 하나이다. 고구마 때문에 그 인기가 좀 떨어졌으나 아직도 많이 소비된다. 새로운 품종이 개발되면서 지금은 맛도 더 좋아지고 크기도 많이 커서 껍질 제거하기가 훨씬 수월해졌다. 속껍질에는 탄닌 성분이 많아 변비가 있는 사람은 많이 먹으면 고생한다. 그러나 익혀서 속껍질을 잘 제거하면 관계없다.

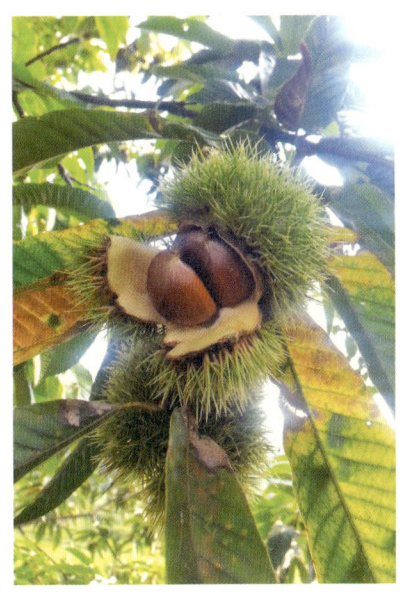

효능 성질이 따뜻하고 독이 없다. 알레르기로 몸이 가렵고 부어오를 때나 옻이 옮은 사람은 밤나무 껍질이나 잎사귀 등에서 즙을 만들어 바르면 된다. 만약 생잎이 없으면 떨어진 잎이나 밤송이를 모아서 끓인 물을 바르면 된다.

백목련

봄을 가장 먼저 알리는 것이 개나리와 백목련이다. 민간에서는 오래전부터 비염에 사용하였다. 종류가 많지만 약효는 큰 차이가 없다. 다만 야생에서 자라는 함박꽃의 꽃봉오리는 효능이 훨씬 강하다. 함박꽃은 산목련이라고도 하는데 꽃봉오리에 털이 없는 게 장점이고 6월부터 피기 시작하여 늦은 가을까지 핀다.

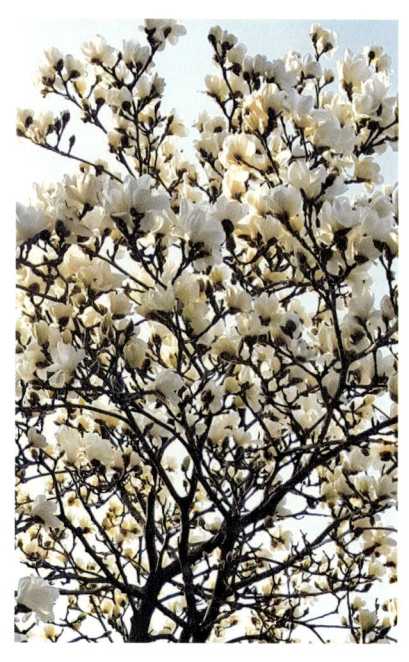

효능 성질이 따뜻하고 독이 없다. 꽃봉오리를 한방에서는 신이라 한다. 『동의보감』에 보면 '갈근가천궁신이탕'이란 처방전이 있는데 코막힘, 축농증, 급성만성 비염을 치료한다고 씌어 있다.

버드나무

개울가나 습지에서 자란다. 산행을 하다가 목이 마르고 힘이 없으면 버드나무가 많이 서식하고 있는 곳을 찾아가면 틀림없이 물이 있다. 버드나무 잎에서 아스피린의 주원료를 추출하니 인체에 유용한 것은 틀림없다.

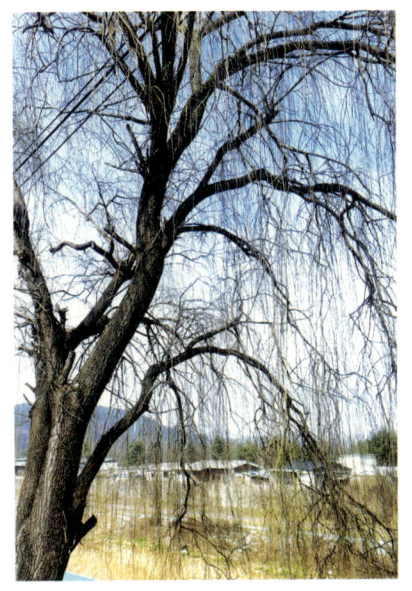

효능 성분이 차고 쓰다. 발열, 감기 초기에 가지를 잘게 잘라서 5~10그램을 달여 마시면 열이 내려간다. 류머티즘에서 오는 발열에도 버들이 좋다.

벚나무

벚나무 하면 먼저 진해의 벚꽃을 떠올리게 된다. 봄이 되면 우리나라 어디에서나 벚꽃을 볼 수 있다. 많이 개량되어 약용으로 쓰기에 적합하지 않은 것이 많다. 약용에 좋은 것은 잎이 먼저 피고 꽃은 이틀 정도 늦게 피어서 잎과 꽃이 같이 어우러진다.

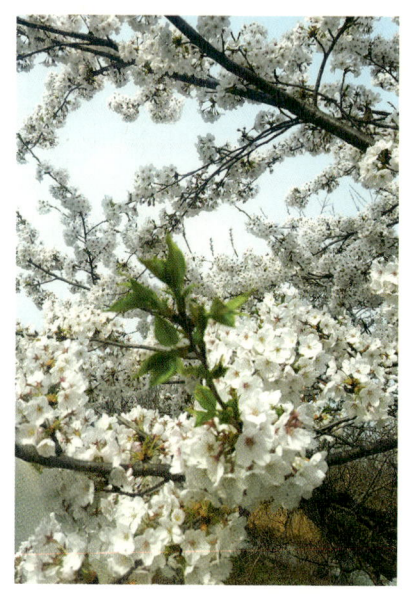

효능 한방에서는 화목피라고 한다. 성분이 고르고 독이 없다. 나무의 껍질을 벗겨 그늘에 말려두었다가 쓴다. 버섯이나 생선 중독에 내피를 태워서 끓여 먹으면 좋고 꽃의 소금절임 차도 좋다. 기침을 멈추는 데는 말려둔 껍질을 끓여 먹으면 좋다.

복령대

복령은 소나무 그루터기에서 기생하는 버섯 균이다. 죽은 그루터기에서만 나는 줄 알았는데 30년 된 솔밭에서 채취한 것을 본 적이 있다. 신기하게도 복령대가 전혀 없는 솔밭에서 약초꾼들이 들으면 전혀 믿지 않을 것이라 생각해서 지금껏 말하지 않았

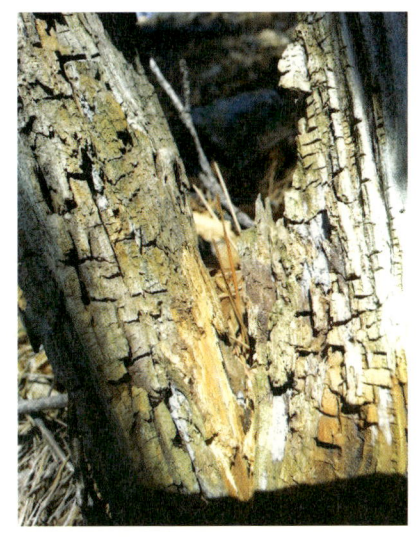

는데 수일 내 다시 한 번 더 가서 채취해 보려고 한다. 살아 있는 나무에서 나는 것을 청복령이라 한다. 속은 연한 푸른 색이다.

효능 성분이 고르고 독이 없다. 복령은 십전대보탕이나 보약 등 치료약에도 감초 다음으로 많이 이용되는 약재이다. 오래 먹으면 장수한다. 『동의보감』에는 구역을 멈추며 마음과 정신을 안정시킨다. 심장을 튼튼하게 하며 강장, 이뇨, 진정, 그리고 건망증에는 복신(소나무 뿌리가 복령을 관통한 것이 복신이다. 뿌리가 있는 부분을 정방형의 얇은 조각 모양으로 썰면 복신이 된다)을 쓴다. 하루에 15~20그램 달여서 식간에 먹는다.

부들

부들은 버드나무처럼 물이 있는 곳에서 자란다. 버드나무는 물 밖에서 자라지만 부들은 물속에서 자란다. 연꽃과 같이 볼 수 있다. 옛날 온돌시대에는 부들자리가 고급으로 비싸게 판매되었으나 지금은 찾아볼 수 없다.

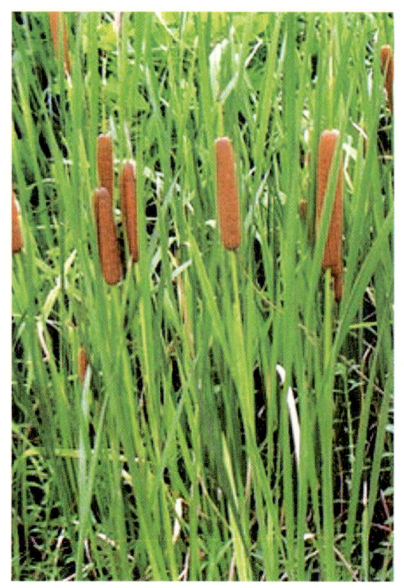

효능 성분이 고르다. 부들의 뿌리는 그늘에 말렸다가 달여 마시면 입속이 헐었거나 입속의 악취를 없애주고 임산부의 하혈에도 좋다. 부들의 꽃가루는 포황이라 하여 델마토르와 같이 지혈에 사용하면 좋다. 또 여성의 과다 출혈에 7~10그램을 물에 달여 마시면 된다.

비듬나물(비름)

밭이나 들판에서 흔히 볼 수 있는 풀이다. 모든 식물이 다 그렇듯이 흔히 볼 수 있고 지천이라 천대받고 하찮게 취급된다. 그러나 그 성분을 보면 결코 천대받을 하찮은 것이 아니다. 비듬나물이나 명아주 등은 결코 인삼에 뒤지지 않는다.

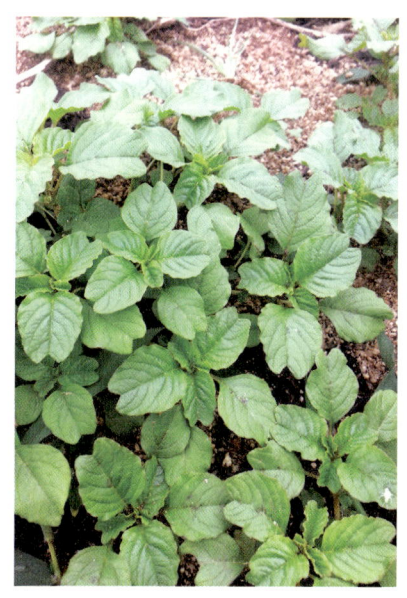

효능 성질이 차고 달며 독이 없다. 해열, 해독 작용과 종기를 쉽게 아물게 한다. 강심 작용, 혈압 상승 억제에 효과가 있으며 균을 억제하고 자궁 수축 작용, 지혈 등에 써왔다. 대장염 예방치료에도 좋다고 한다. 독충에 물렸거나 염증이 심할 때 생즙을 만들어 붙였다.

뽕나무

뽕나무는 60~70년대 농가에서 없어서는 안 될 작목이었다. 농사를 지을 수 없는 자투리땅에도 뽕나무를 심어서 이용했을 정도로 많아서 농가의 큰 소득에 효자 노릇을 했지만 지금은 많이 사라졌다. 양잠이 거의 보기 힘들고 누에는 약재를 생산하기 위해서 소수 농가에서만 기르고 있다.

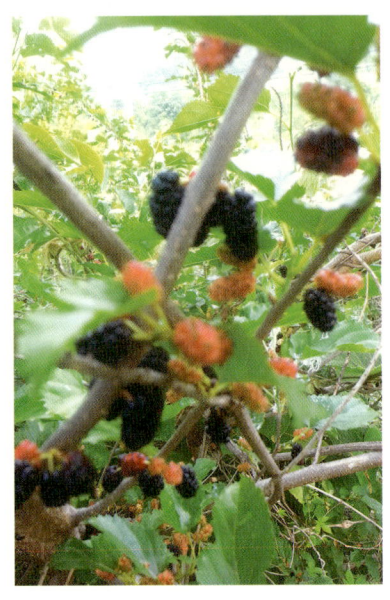

효능 뿌리와 잎은 따뜻하고 열매는 차다. 잎을 사용할 때는 5월에 따서 햇볕에 말린 다음 물 500cc에 20그램을 넣고 물 양이 반이 되게 끓여 하루 3번 나누어 마시면 보혈, 강장, 동맥경화 예방, 감기열의 발산, 기침 등에 좋다. 껍질은 알파아밀린을 함유하고 있어 소염, 이뇨, 기침, 호흡곤란 등에 하루 10그램을 달여 마시면 좋다고 한다. 열매는 상심자라 하며 성질은 차고 달며 독이 없어 열갈증을 멎게 하고 약독을 풀어 주며 머리칼과 수염을 검게 한다(『방약합편』).

산삼

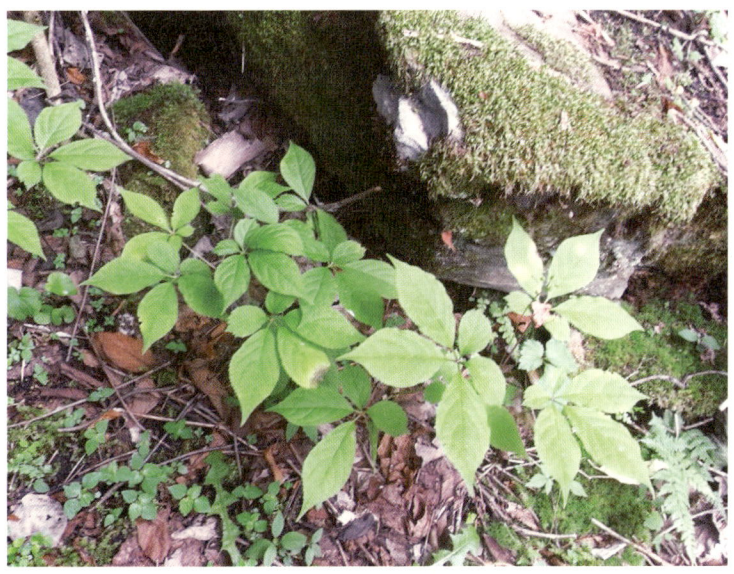

산삼은 천종과 지종 그리고 인종이 있다. 천종은 우리나라 전역에서 자생하고 있지만 주로 태백산맥을 따라 많이 자생한다. 지종은 새를 포함한 동물들이 인삼 씨앗을 먹고 산에서 배설을 하고 또다시 먹는 과정을 여러 번 거치면서 자연적으로 야생화된 삼을 말한다. 인종은 사람이 인삼 씨앗을 산에 심어 재배한 것을 말하는데 장뇌라고도 한다.

효능 성질은 따뜻하고 쓰며 독이 없다. 항암성분은 그 어떤 식물보다 월등하고 면역력 증강에도 우수하다. 노화예방, 정력감퇴, 부인병 등에도 상당한 효과를 기대할 수 있다.

몇 해 전 갑상샘암 환우가 산삼을 10시간 달인 후 밤 11경에 먹었는데 약 2시간 후 환부에서 열이 나면서 뜨거워졌다. 그때 옆에 있던 사람이 찬 물수건을 대려 하자 못하게 말리는 것을 본 적이 있다. 그 후 지금까지 이 환우의 암세포가 더 이상 자라지 않는다고 한다. 한 번 먹었을 뿐인데 그 정도이니 몇 번 더 먹었더라면 하는 아쉬움이 있다.

산딸기 (복분자)

산딸기는 중북부 지방에 많이 서식하며 묵은 밭이나 나무를 벌채한 곳에 많이 자라는데 햇볕이 잘 들어오는 양지에서 자라므로 나무들이 무성해지면 못 살고 죽는다.

복분자는 시중에서 판매되고 있는 딸기가 아니라 나무딸기 열매가 덜 익은 것을 따서 술에 찐 후 그늘에 말린 것을 말한다.

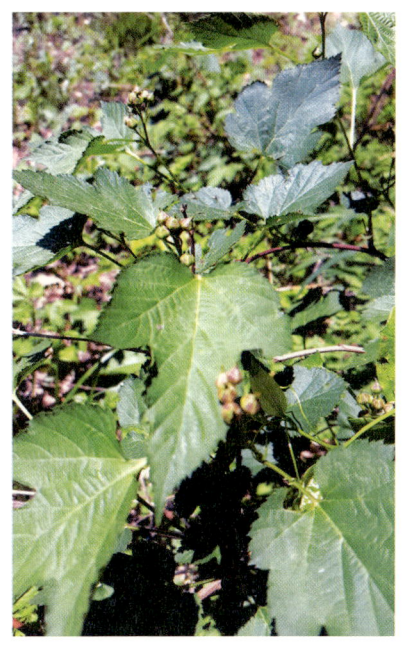

효능 성질은 고르고 맛이 시고 달며 독이 없다. 남자의 정기가 허한 것을 낫게 하고 여자가 임신되지 않는 것을 치료한다. 남자의 음위를 낫게 하며 간을 보호하고 눈을 밝게 한다고 『동의보감』에 기록되어 있다.

삼지구엽초

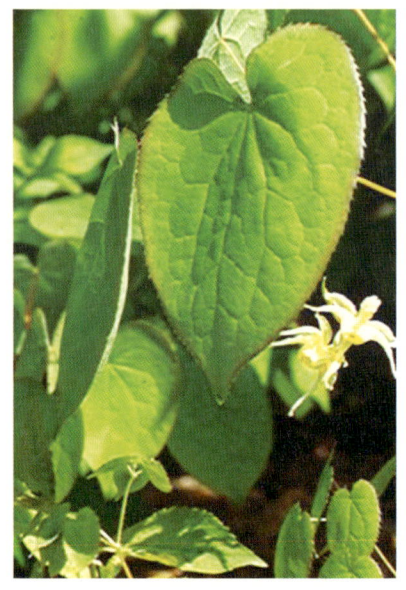

양을 치는 목동이 지켜보니 수놈 한 마리가 유난히 암놈들을 따라다니며 꽤 많이 교접을 하면서도 피곤한 기색을 보이지 않았다. 교접 후에는 어디론가 사라졌다가 다시 와서는 또 다시 교접하고 사라지고를 반복하였다. 이것을 눈여겨 본 목동이 그 수놈을 따라가 보았더니 줄기가 3개이고 9개의 잎이 달린 풀을 뜯어먹고는 다시 암놈들을 찾아가는 것이었다. 그 후부터 음탕한 양이 먹는다 하여 음양곽이라 하였다고 전해진다.

효능 성질이 따뜻하고 독이 없다. 신경쇠약, 건망증, 강장, 강정에는 음지에서 말린 잎 10~20그램을 약한 불로 2시간 끓여 차처럼 마시면 좋다. 음양곽주도 효과가 좋다고 한다.

생강나무

여름철에 나뭇잎을 건드리면 생강 냄새가 난다 하여 생강나무라고 부르게 되었다. 원래 이름은 지방에 따라 조금씩 다른데 강원도에서는 동박나무라 불렀다.

10월에 검게 익은 열매를 따서 기름을 짜 두루 사용하였다. 머리에 바르는 포마드

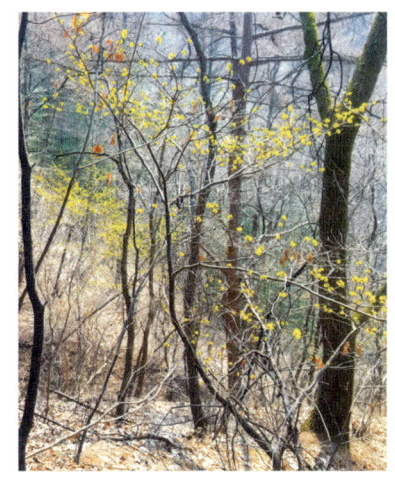

가 나오기 전에는 동박기름을 머리에 발랐다. 산속에 사는 농부들은 밤이면 호롱불로 밤을 밝혔다. 어릴 적에 코굴이란 것을 보면서 유년기를 보냈는데 벽난로와 비슷하지만 코굴이는 벽 모서리에 설치하여 연기가 굴 같은 곳으로 올라가지만 밖으로 나가지는 못하는 형태라 밤을 보내고 나면 얼굴이 그을음으로 볼만 했다.

아무튼 동박기름은 다용도로 사용할 수 있는 귀한 재산이었다. 꽃은 개나리보다 먼저 봄을 알리는 전령사다. 눈이 녹으면 양지바른 곳에 산수유 꽃과 비슷한 노란 꽃이 핀다. 차나무가 자라지 않는 추운 곳에서는 차 대용으로 사랑받는다.

효능 성분이 고르고 독이 없다. 이른 봄 새순이 나올 때 생김새가 참새의 혀

와 같다고 해서 작설이라 한다. 이것을 따서 살짝 볶아서 말린 후 뜨거운 물을 부어서 우려낸 것을 작설차라 한다. 타박이나 어혈, 멍들고 삔 데 좋다. 또 두통, 복통, 기침 등에도 효과가 있다. 생강나무는 출산 후 몸조리를 잘못해서 생기는 산후풍에도 사용한다.

세신

세신의 또 다른 이름은 족두리풀이다. 우리나라 높은 산이나 야산, 습한 곳에서 자란다. 4월 하순에서 5월 상순에 꽃을 피우는데 꽃 모양이 족두리와 같다고 하여 족두리 꽃이라고 한다.

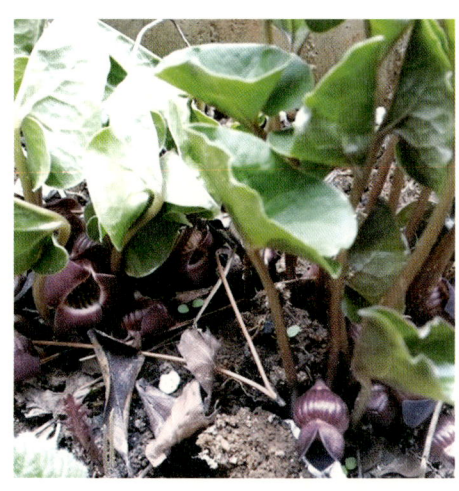

효능 성질이 따뜻하고 매우며 독이 없다. 해열, 진정, 기관지 이완, 코막힘, 감기로 인한 목통증 등에 좋다. 뿌리와 잎을 같이 쓰는데 한 번에 2그램을 넘지 않아야 한다.

솔쟁이(소루쟁이)

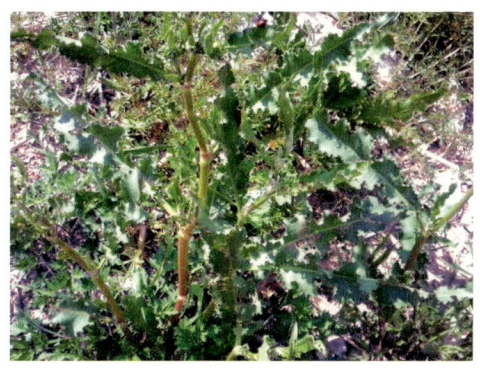

우리나라가 원산지이다. 물가나 길가, 길 언덕 어디에서나 자란다. 습지에서는 더 잘 자란다. 우리나라뿐 아니라 미국에도 민간요법으로 사용되는 식물로 꽤 알려졌다. 중국 약초(대황)의 대용으로 사용한다.

효능 성분이 차고 쓰다. 지하의 뿌리를 캐서 생채로 갈아 초를 섞어 갠 것을 바르면 모든 피부병에 좋다. 버짐, 옴, 백납, 무좀, 가려움증 등에 사용하며 또 뿌리를 캐서 잘 씻어서 볕에 말린 뒤 10그램을 하루 양으로 하여 물 500cc를 절반이 되게 끓인 뒤 식사 2시간 전에 마신다. 양을 강하게 하면 설사를 하므로 각자 체질에 맞도록 조절을 잘하면 유용하게 쓸 수 있다.

속단

전국 어디에서나 쉽게 볼 수 있으며 조금 습한 곳에서 잘 자란다. 속단이란 부러진 뼈를 붙여준다는 뜻이다. 열이 많은 사람에게 좋다.

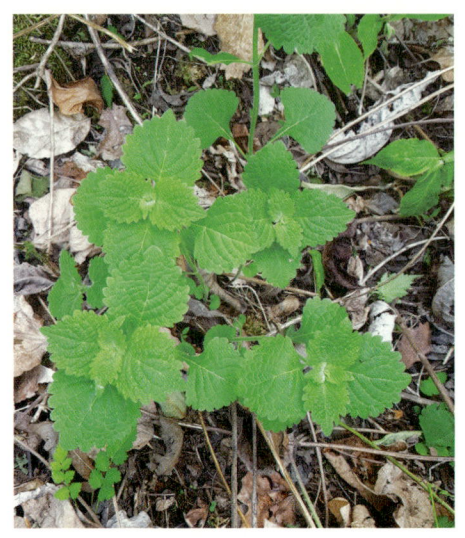

효능 성질은 약간 따뜻하며 맛은 쓰고 매우며 독이 없다. 약으로 쓸 때는 술에 담갔다가 약한 불기운에 말려서 쓴다. 효능은 뼈와 힘줄을 이어주고 타박, 절상을 낫게 하고 유정, 몽정을 멎게 한다고 하였다. 부인들의 자궁출혈, 대하, 붕루, 산전 산후의 누혈 등에 가장 좋다고 『본초』에 소개되었다.

수영

우리나라 들판이나 도로 경사지 등 어디에서나 흔하게 볼 수 있다. 산행을 하다가 목이 말라 이 풀 몇 개만 뜯어먹으면 갈증을 잠시 면할 수 있다. 그 맛이 시기 때문에 입속에 침이 많이 고이고 풀에도 수분이 많기 때문이다.

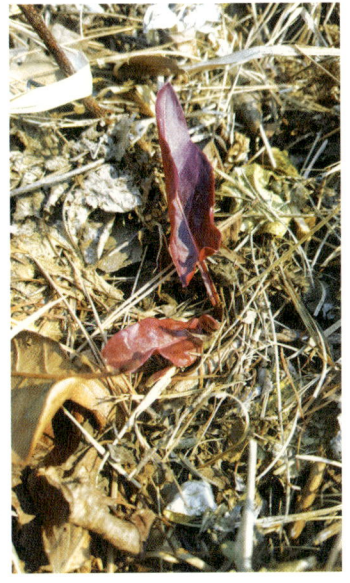

효능 성분이 고르고 독이 없다. 위궤양, 위하수, 소화불량 등 위장병에 좋다. 또한 수영의 뿌리는 류머티즘 등에 좋다. 줄기와 뿌리를 통째로 채취하여 술에 담가 한 달 후 식간에 매일 먹으면 좋다고 한다.

승마

우리나라 중북부 산간의 깊은 산속 계곡에서 자생한다. 북향을 하고 있는 산속 조금 습한 곳에서 자생하며 키는 약 1미터쯤 자라며 7~8월에 흰색 꽃을 탐스럽게 피운다.

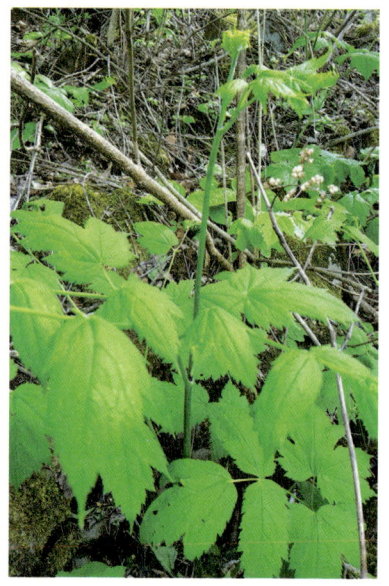

효능 성질은 차고 약간 쓰다. 승마는 성질이 차서 위열을 치료하고 독을 풀어준다. 감기로 열이 많이 날 때 사용하면 땀이 나면서 열이 내린다.

시호

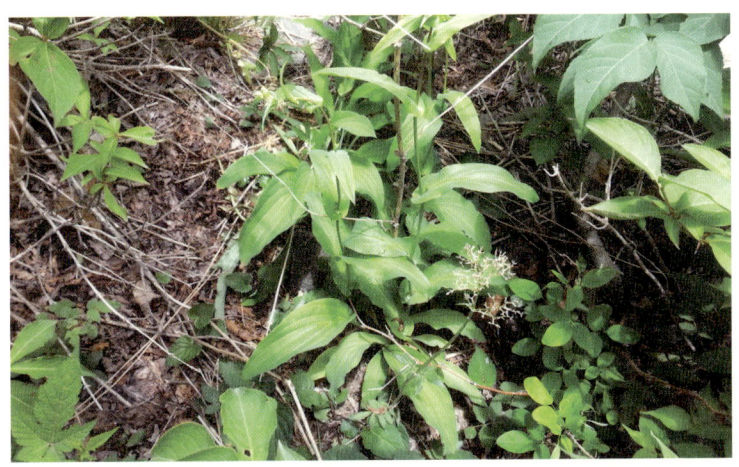

　미나리과의 여러해살이 식물이다. 1미터쯤 자라며 가을에 노란 꽃을 피우는데 꽃송이는 안개꽃처럼 작다. 뿌리를 10월에 캐서 햇볕에 말려서 쓴다. 우리나라에서 귀한 약재로 사용되어 농가에서 재배하였으나 중국에서 대량으로 수입하여 가격이 10분의 1로 싸졌다.

효능 성질이 약간 차고 독이 없다. 『동의보감』에 보증익기탕이라는 탕제가 있는데 십전대보탕과 같이 허약한 체질에 보약으로 쓴다. 강장 보호, 고혈압, 구안와사, 뇌졸중, 늑막염, 중풍, 해열, 황달 등에 두루 쓰이는 약재다.

쑥

우리나라 어디에서나 흔한 것이 쑥이다. 쑥 하면 쑥떡으로 떡이 제일 먼저 떠오른다. 쑥으로 뜸의 재료를 만들기도 한다. 그러나 지금 시중에 나와 있는 뜸은 거의가 수입품이다. 여름에 식구들이 마당에 옹기종기 모여 앉아서 저녁을 맛있게 먹을 때 불청객 모기 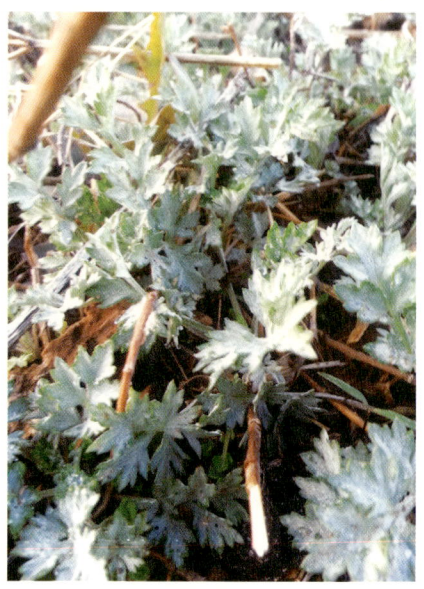 가 덩달아 식사를 하러 오면 쑥으로 불을 피워 쫓아내곤 했는데 이제는 쉽게 볼 수 없는 광경이 되었다.

효능 성질이 따뜻하고 독이 없다. 풀 전체를 그늘에 말려서 하루에 10그램씩 달여서 먹으면 복통, 건위, 감기, 설사, 혈도, 냉증 등에 좋고 강장약으로도 좋다. 생을 즙으로 하여 먹으면 혈압 강화, 신경통에도 좋다고 한다.

아가위

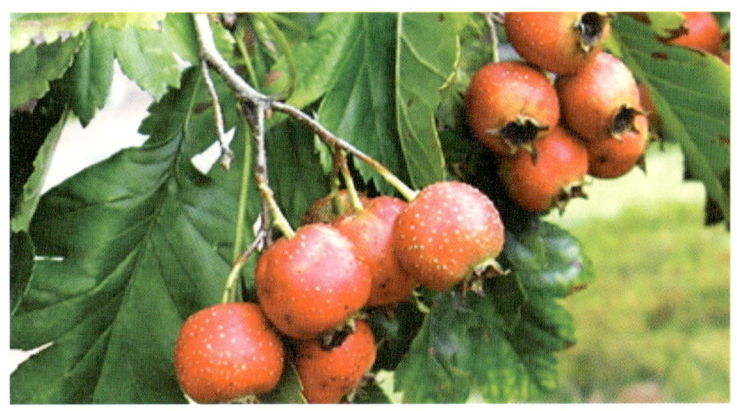

산사나무, 아가위나무, 동배나무, 질구배나무 등 지방에 따라 부르는 이름이 다르다. 봄에 하얀 꽃이 피고 꽃이 지고 나면 바로 열리는 열매는 가을이 되면 붉게 익어 멀리서 보면 붉은 꽃이 핀 것과 같이 아름답다. 강원도 영월군 상동읍은 우리나라 유일의 텅스텐 광산이 있던 곳이다. 지금은 작고하셨지만 박태준 포항제철 전(前) 회장이 이곳 대한중석 사장으로 있다가 포항제철로 갔다. 상동에 봉구래 들어가는 길이 있는데 이 길에 가로수로 심어놓은 것이 아가위 즉 산사나무이다.

효능 성질이 따뜻하고 독이 없다. 위장과 비장이 허약한 사람은 피하는 게 좋다. 개고기 먹고 체한데, 부인 하혈, 동맥경화, 어혈, 혈액순환 촉진 등에 좋다. 하루 10~15그램을 물로 달여서 복용한다.

야관문

원래 이름은 비수리이다. 아직 연구를 더 해야 하는 식물이다. 콩과의 다년생 풀로 들판이나 도로의 절개지 부근에 서식하고 묵은 밭에서도 많이 자란다.

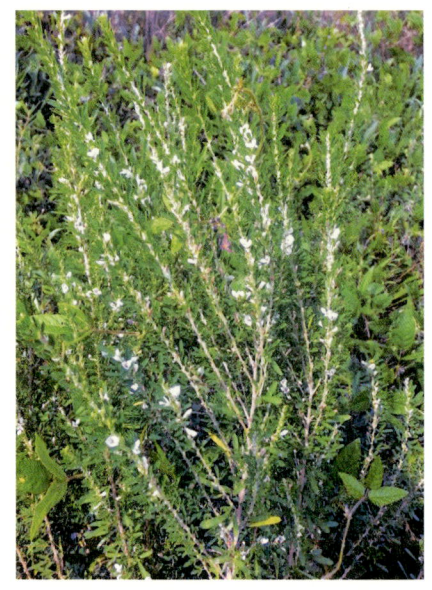

효능 성질이 아직 확실하지 않으나 평(平)하다는 의견이 지배적이다. 양기 부족, 음위증, 조루, 기침, 뱀에 물렸을 때 효험이 있다고 전해진다. 전초를 그늘에서 말려 차로 마시거나 양기가 부족한 사람은 술로 담가 잠들기 전에 한 잔씩 마시면 머지않아 부인을 찾아다닌다고 한다.

어린 보리

겨울을 지난 어린 보리를 동맥이라 한다. 잎은 국을 끓여 먹기도 한다. 어린 보리 잎에는 비타민, 효소, 엽록소 등 많은 영양소가 들어 있다.

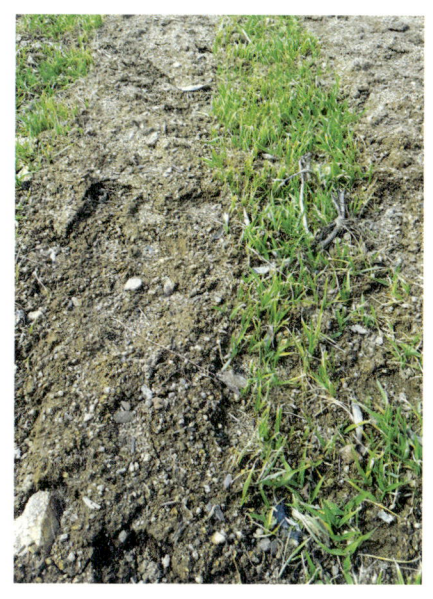

효능 성질이 차고 독이 없다. 몸 안에 쌓인 독을 풀어주고 간염이나 간경화증에 좋다. 그늘에서 말린 어린 보리싹 600그램과 개머루 말린 것 1킬로그램, 골뱅이 1킬로그램을 7시간 이상 끓인 후 차처럼 마시면 간이 좋아진다.

엄나무

우리나라 어디에서나 볼 수 있는 나무다. 어린 순은 개두릅이라 부른다. 해동목은 무늬가 좋아서 책상이나 테이블을 만들어 사용하기도 한다. 껍질은 해동피라 해서 시장에 가면 흔하다. 그러나 중국산이 대부분이다. 우리나라에서는 규제가 엄격해서 채취하기가 쉽지 않다. 집 담장에 심어서 많이 자란 것을 대용으로 사용한다.

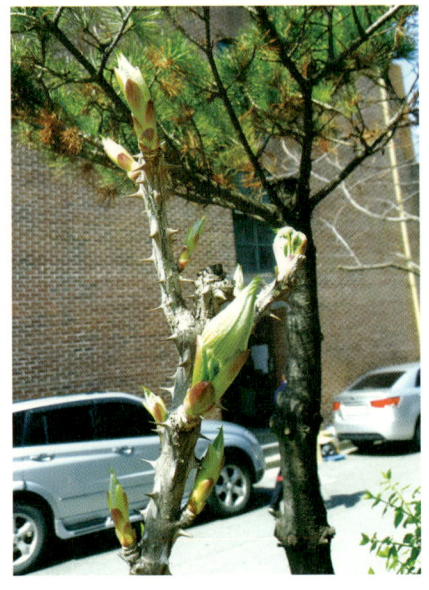

효능 성질이 고르고 약간 쓰며 독이 없다. 관절염, 허리디스크, 종기, 피부병, 염증질환 등에 좋으며 신경통, 관절염, 근육통 등에도 좋다. 그러나 장기 복용은 피해야 한다.

엉겅퀴(대계)

우리나라 어디서나 볼 수 있는데 효능이 알려지면서 귀한 식물이 되었다. 5월에 꽃을 피우며 1m까지 자란다.

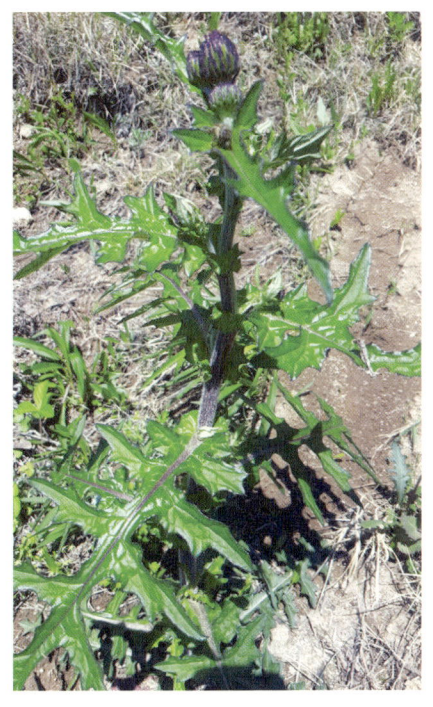

효능 성질은 뿌리는 따뜻하고 잎은 차다. 부기를 삭이고 코피, 각혈 등에 쓰면 멎는다고 한다.

오미자

덩굴성 식물로 전국의 산이나 계곡 등지에 주로 집단으로 서식한다. 햇빛이 잘 들고 조금 습한 곳에 많이 있다. 열매는 머루나 포도처럼 여러 개가 송아리로 형성되어 있다.

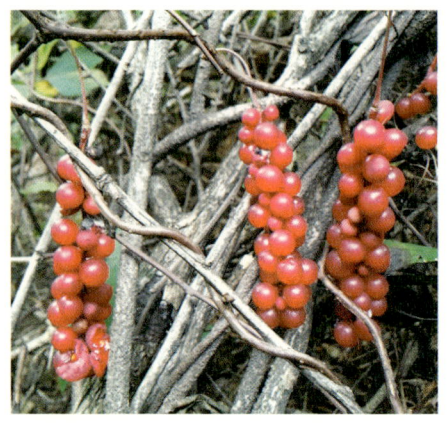

효능 성질은 따뜻하고 독이 없다. 오미자는 지열제로 열을 조절해 준다. 오미자는 열을 조절해 주기 때문에 감기 예방에 아주 좋다. 갈증을 멈추고 오랜 기침을 낮게 하고 허로증과 폐와 신수를 보호하기도 한다(『방약합편』).

용담초

우리나라 전국에 널리 알려져 있는 민간 약초다. 용의 쓸개처럼 쓰다 하여 용담초라 한다. 밝고 습기가 있는 초원에서 군생한다. 10~11월에 꽃이 핀다. 이때 채취하여 그늘에 말린다.

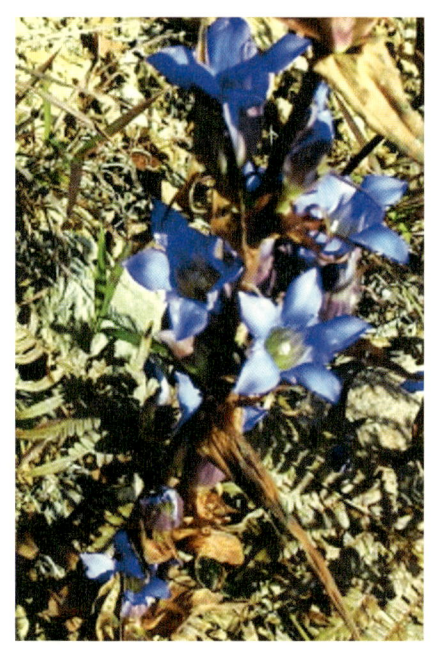

효능 성질이 크게 차고 쓰다. 위장병, 소화불량, 식욕부진에 좋다. 5~10그램을 뜨거운 물에 넣고 우려내는 방식으로 마신다.

으름덩굴(목통)

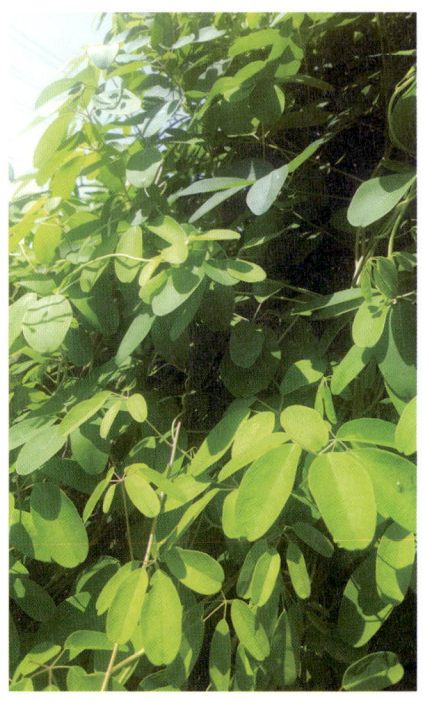

으름덩굴은 전국의 야산 등에 고루 분포되어 자란다. 충청도 이남에는 으름열매가 잘 달리지만 이북 지역 추운 곳에는 열매가 잘 달리지 않는다.

덩굴성이라 옆의 아무 나무나 감고 올라가기 때문에 생명력이 약한 나무는 으름덩굴 옆에서는 살아남을 수가 없다.

효능 성질이 차고 독이 없다. 몸속에 머무는 물기를 빼내는 데 탁월하다. 소장 열이 막힌 것과 월경을 순조롭게 한다. 이뇨 효능은 호박 못지않다.

은행

은행나무 잎 속에는 플라보노이드라는 살균, 살충 성분이 있어 벌레들이 달라붙지 못한다. 왕성한 식욕을 가진 딱정벌레마저 차라리 굶어 죽을지언정 은행잎을 먹지 않는다고 한다. 학창 시절 가을이 되면 노란 은행잎을 책 속에 책갈피로 끼우고 다녔는데 그것이 책을 오래 보관하는 데 큰 도움이 된다고 한다. 책에 좀 먹는 것을 방지한다고 하니 오래 보관할 책은 은행잎을 꼭 사용하시길….

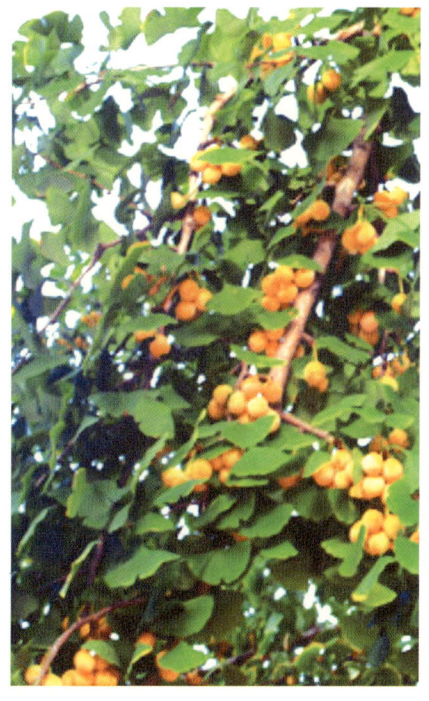

효능 성질이 차고 독이 있다. 잎 속에 들어 있는 징코라이드 A, B, C와 진놀, 프라보놀 등 이는 말초 혈관 장애, 노인성 치매 등을 치료하거나 예방하는 데 효과가 있다고 한다. 독이 있으니 꼭 법제를 해서 써야 한다.

익모초

들이나 도로가 그리고 개울가에 가면 흔히 볼 수 있다. 여자들에게 좋은 약재인데 어떻게 사용해야 하는지 몰라 그냥 지나쳐버리곤 했다. 익모초(益母草)는 어머니에게 이로운 풀이라는 뜻으로 어머니뿐 아니라 여자에게도 이로운 풀이라 이름 붙여졌다. 그러므로 여자에게 이 풀보다 소중한 풀은 없을 듯하다.

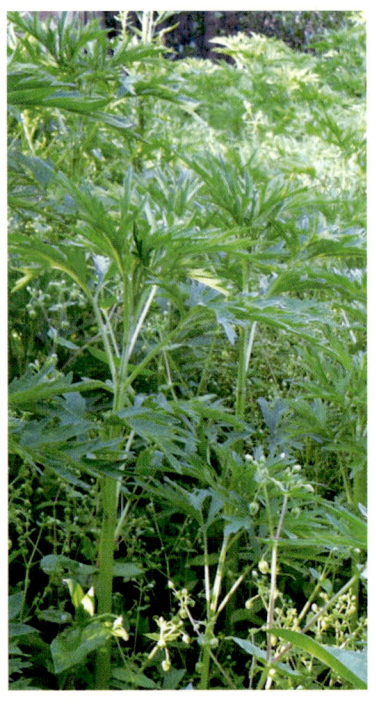

효능 성질이 차고 독이 없다. 5월 단오 때 채취하여 그늘에서 말려 사용한다. 산전, 산후에 유용하며 자궁 수축 작용, 지혈, 혈압 강화, 강심, 이뇨 등 항암 작용도 있다고 한다. 여성들의 생리 조절 작용에도 상당한 효험이 있다.

인동초

들이나 야산 어디에서나 쉽게 볼 수 있는 겨우살이 덩굴이다. 겨울에 파란 잎이 있는 덩굴은 모두 겨우살이인 인동덩굴이다. 5월에 흰색 꽃을 피워 하루 이틀이 지나면 점점 색이 금색으로 변한다. 한방에서는 이 꽃을 금은화라 부른다. 금은화도 훌륭한 약재로 사용한다.

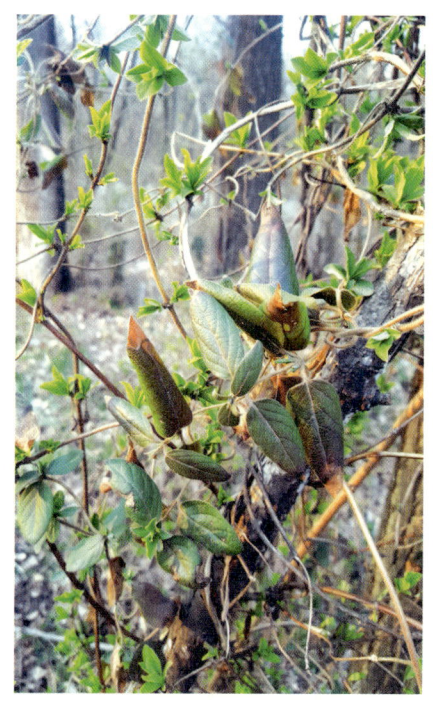

효능 줄기와 잎은 성질이 조금 차고 꽃은 고르다. 신장병으로 인한 부기, 이뇨, 치질, 감기열 등에 인동초 잎을 그늘에 말렸다가 20그램을 달여서 하루 3~4번씩 마시면 좋다. 또 인동초는 염증에 좋고 항균 작용도 있다. 자연 항생제인 것이다.

작약

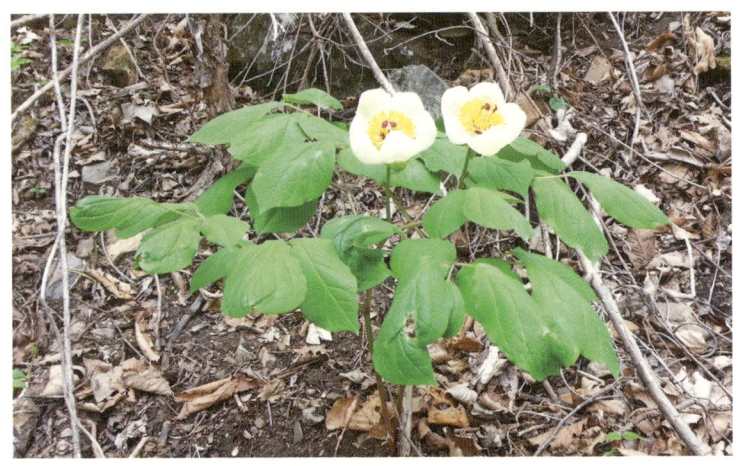

　우리나라 전국적으로 분포하며 깊은 산속의 수림지역에서 자란다. 꽃은 흰 목련과 비슷하며 꽃봉오리는 흰 구슬처럼 둥글다. 꽃이 피기 전에 멀리서 보면 산삼과 같다. 태백산 깊은 곳, 습하고 돌이 많은 곳에 가면 마치 꽃밭에 들어선 것과 같아 발길이 떨어지지 않는다.

효능 성질이 약간 차고 독이 없다. 위통, 치통, 두통 등 통증을 멈추고 월경 불순, 월경이 멈추지 않는 데 좋다. 또 식은땀을 흘리는 증세, 신체 허약 체질 등에 두루 쓴다. 말린 약재를 10~12그램을 물로 달여 차처럼 마신다.

잔대

산나물 중에서 생으로 먹을 수 있는 것 중의 하나다. 딱쭉이라 부르기도 하고 딱주라고도 한다. 종류도 여러 가지가 있다. 정선 아리랑의 가사 중에 딱주란 말이 나온다. '한치 뒷산에 곤드레 딱주기'로 시작되는 노랫말이다. 여기에서 보듯이 정선에는 곤드레 나물과 딱주기가 대표적인 산나물이었다.

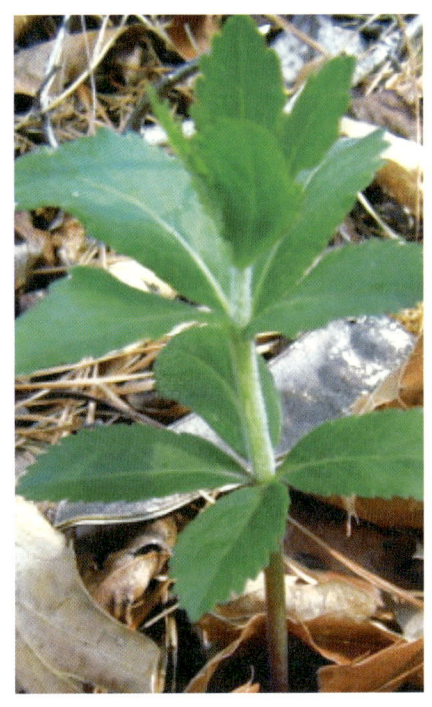

효능 성질이 평하고 독이 없다. 잔대는 뱀독, 농약독, 중금속, 화학약품의 독 등 온갖 독을 푸는데 묘한 힘이 있다고 한다. 또한 기침, 가래, 기관지염, 천식, 폐렴, 이뇨, 고혈압 등에도 좋다. 그러나 풍한으로 기침을 하는 사람은 복용해서는 안 된다. 가을에서 봄 사이 뿌리를 캐서 그늘에 말렸다가 10~15그램 달여서 차처럼 마신다.

잣(해송자)

잣나무는 소나무와 흡사하며 크기도 소나무와 비슷하다. 소나무는 잎이 2개로 되어 있지만 잣나무는 4개로 구성되어 있어 멀리서 보아도 잎이 무성하고 녹색보다는 짙은 청색이 강해서 조금 더 어둡게 보인다.

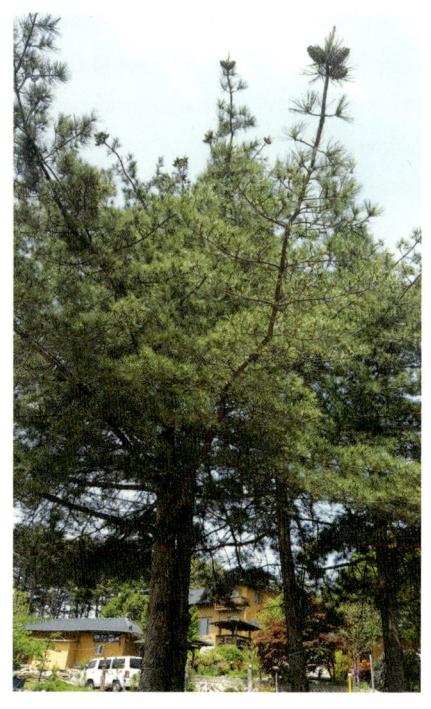

효능 성질이 따뜻하고 맛이 달며 독이 없다. 골절 풍과, 풍비 및 어지러운 것을 낫게 하고 반위를 윤택하게 하고 오장을 튼튼하게 하며 허리와 소기를 보해 준다(『본초』).

전나무

우리나라 심산에 자생한다. 가야산 해인사에도 큰 전나무가 있지만 강원도 정선 정암사에 있는 전나무는 엄청 나다. 이 나무는 지상에서 4미터쯤에 꼭 상황버섯 같은 노란색의 버섯이 자라고 있다. 이 버섯도 항암으로 어느 누군가에게 희망이 될 수 있을 것이다.

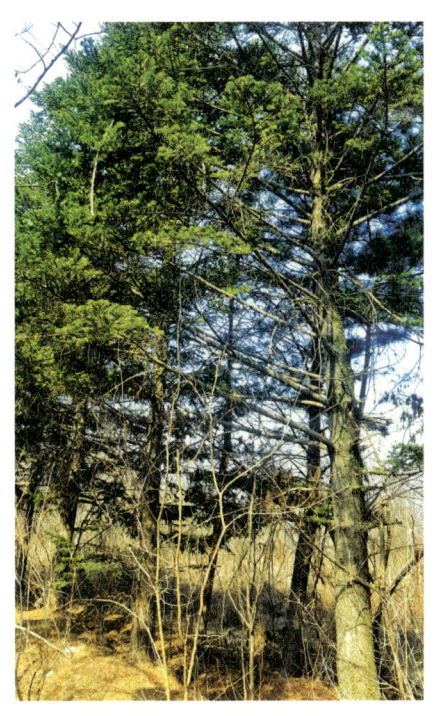

효능 성질이 고르고 독이 없다. 여성의 자궁출혈, 냉대하, 이질, 설사, 몸이 습하고 냉하여 생긴 병들을 치료하는데 사용한다. 높고 청정지역의 나무만을 쓴다. 묘지 근처의 나무는 쓰지 않는다.

접시꽃

아욱과에 속하는 두해살이 풀이다. 원산지는 중국이며 꽃을 가꾸는 정원이면 어디서나 볼 수 있는 식물이다. 약용으로 쓸 때는 흰꽃이 피는 것을 사용한다. 봄철에 어린순을 데쳐서 무쳐 먹거나 국을 끓여 먹는다. 맛이 달고 성질은 약간 차다. 오래 먹으면 좋지 않다고 하며 개고기와 먹으면 몸에 병이 생겨 영영 낫지 않고 돼지고기와 먹으면 얼굴색이 나빠진다고 한다.

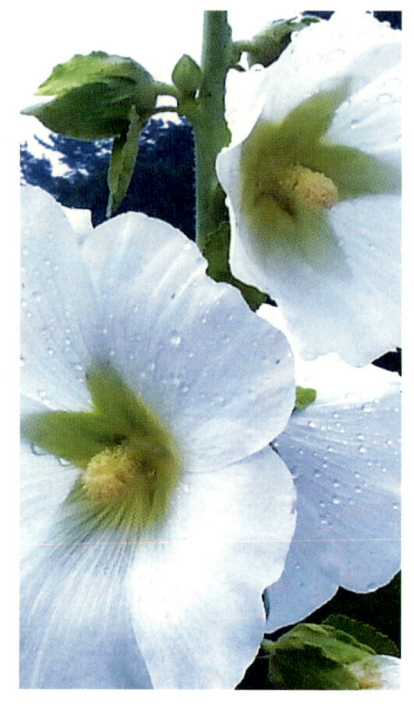

효능 성질이 좀 차고 약간의 독이 있다. 접시꽃은 꽃, 잎, 뿌리를 모두 약으로 쓴다. 접시꽃 싹은 삶아 먹으면 결석을 없애고 열을 내리고 독을 풀며 설사를 멎게 한다. 소변에 피가 섞여 나올 때, 종기로 통증이 심할 때, 여성 대하로 배가 몹시 아플 때, 방광 결석에 사용하나 뿌리와 줄기, 씨앗을 따로 쓰기 때문에 정보를 잘 알고 써야 한다.

조릿대

우리나라 전국의 산 어디에서나 흔히 볼 수 있다. 무리를 지어 자라며 상록성 식물이다. 키는 3미터나 자라는 것도 있다. 잎은 대나무를 닮았으며 그 모양이나 생김새가 같다. 대나무처럼 크지 않고 조그마하다 하여 조릿대라 한다.

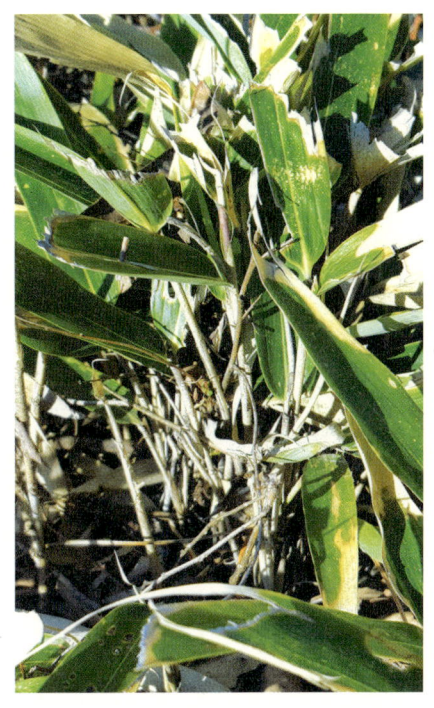

효능 성질이 차고 독이 없다. 고혈압, 갖가지 암, 당뇨병, 위궤양 등에 놀랄 만큼 효과가 있다. 조릿대는 인삼을 능가할 정도로 놀랄 만한 약성을 가지고 있다. 혈액을 맑게, 만성 간염, 간암, 위암, 폐암, 식도암, 후두암, 난소암 등 온갖 암에는 조릿대의 뿌리와 줄기, 잎 전체를 오래 달여서 수시로 먹으면 좋다.

지치

우리나라 산과 들에 드물게 자라는 풀이다. 옛날에는 색소를 천연으로 만들었기 때문에 지치는 색소를 내는데 더 많이 알려졌다. 한과나 떡의 색소 그리고 비단이나 의복 등 천연 염료로 사용되었다.

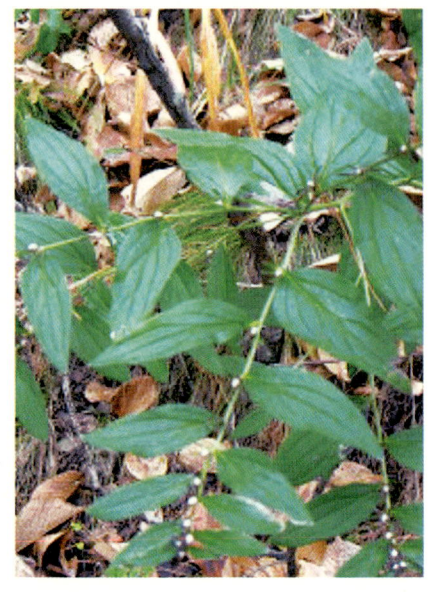

효능 성질이 조금 차고 독이 없다. 열을 내리고 염증을 없애며 새살을 돋아나게 한다. 갖가지 암, 동맥경화, 여성의 냉대하증, 생리불순 등에도 효과가 뛰어나다. 지치는 암 치료에 성약이라 할 정도다. 강한 소염, 살균 작용으로 암세포를 없애고 새살을 빨리 돋아나게 한다. 오리 한 마리와 지치 3근을 넣고 소주를 붓고 오래 달여서 건더기는 건져 버리고 달인 국물을 한 번에 한 잔씩 복용한다. 소주의 알코올은 다 날아가기 때문에 먹기 좋다. 지치는 막힌 것을 뚫고 생혈, 활혈 하니 옹종을 삭여 나오게 하는 힘이 매우 강하므로 이 두 가지를 같이 하니 뛰어난 암 치료약이 될 것이다.

질경이

차바퀴 자국을 따라서 자란다 하여 차전초라 한다. 씨앗은 차전자라 하여 냉면이나 쫄면 등의 점도를 높이는데 사용했다. 질경이 잎은 데쳐서 나물로 무쳐 먹으면 맛도 좋다.

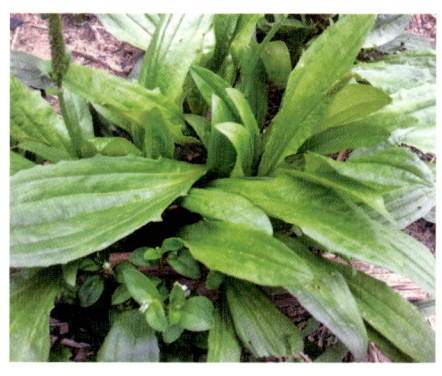

효능 성질이 좀 차고 독이 없다. 전초와 씨앗을 하루 10그램을 달여 차처럼 복용하면 호흡중추를 작용해서 기침을 멈추고 기관지 내의 점막 소화액의 분비를 촉진시킨다. 방광염의 소염, 천식, 백일해, 기침, 위장병, 두통, 심장병이나 자궁병 등에 효과가 있고 사용 범위가 넓은 약재이다.

찔레나무

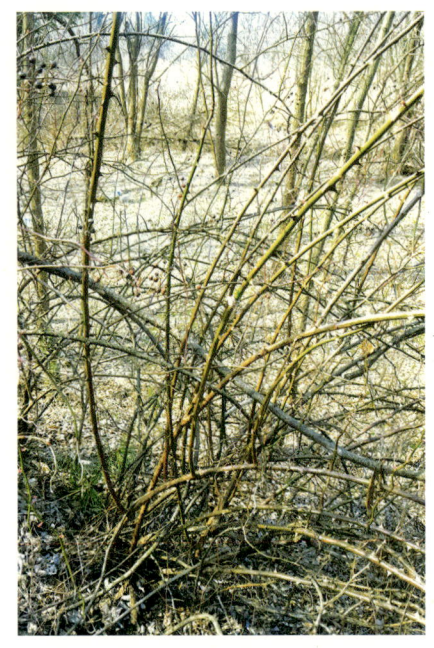

찔레는 60~70년대 어린아이들의 가장 큰 간식거리였다. 3월이면 칡을 간식으로 먹고 4월에는 나리를 5월에는 찔레를 먹었다. 이렇게 우리나라 산과 들에는 계절마다 자연 간식거리가 있었다. 이른 봄에 올라오는 새순은 좋은 약이 된다. 찔레순 중 1년에 2미터씩 자라는 순에는 성장호르몬이 많이 함유되어 있어 성장발육에 큰 도움이 된다.

효능 성분이 고르고 독이 없다. 찔레 열매는 여자들의 생리통, 생리불순, 변비, 신장염, 방광염, 각기, 수종 등 치료효과가 뛰어나다. 8~9월에 열매가 반쯤 익었을 때 열매를 따서 그늘에 말려 쓴다. 열매에는 소량이지만 독이 있으니 많이 먹지 않는 것이 좋다. 뿌리는 산후풍, 산후골절, 부종 등에 좋다. 술에 담그어 먹으면 효과가 더 좋다. 찔레나무 버섯은 위암, 폐암, 간암 등 각종 암에 달여서 차처럼 수시로 먹으면 큰 효과를 볼 수 있다.

차조기(차즈기)

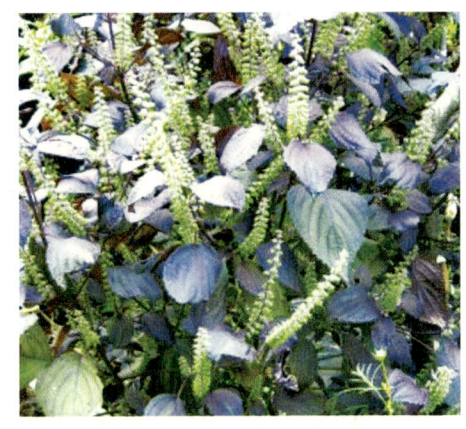

우리나라 전국에 걸쳐 분포되어 있다. 생김새가 들깨와 흡사하다. 자줏빛을 띠고 잎은 향기롭다.

한방에서는 잎을 소엽, 종자를 자소자라고 한다. 백소는 들깨다. 예부터 약초로 인정받아 왔으며 고서에서도 자소자는 피의 흐름을 좋게 하고 추위를 없애며 속을 덥히고 감기를 쫓고 담을 없애며 폐를 이롭게 하고 천식에 좋고 위를 열어 음식을 잘 내려가게 하고 태아를 편안하게 한다고 했다.

효능 성질이 따뜻하고 매우며 독이 없다. 그늘에서 말린 것을 1일량 5~10그램을 300cc의 물로 달여서 3회 나누어 마신다. 생선 중독, 기침, 두통, 감기의 해열에 효과가 있다.

참나리

참나리는 깊은 산이나 인적이 드문 야산에 자란다. 번식이 잘 안 돼 귀한 식물이다. 인터넷에 검색을 하면 호랑나리, 개나리 등이 참나리로 잘못 소개되어 있는 것을 볼 수 있는데 참나리는 뿌리를 캐면 아주 큰 것은 마늘통만 하다. 그러나 호랑나리는 캐보면 야구공만 한 것이 흔하게 나오고 줄기와 잎사귀 위에 자색의 구슬 같은 게 달려 있다. 참나리는 뿌리를 캐서 먹으면 아주 달지만 개나리나 호랑나리는 그 맛이 쓰다.

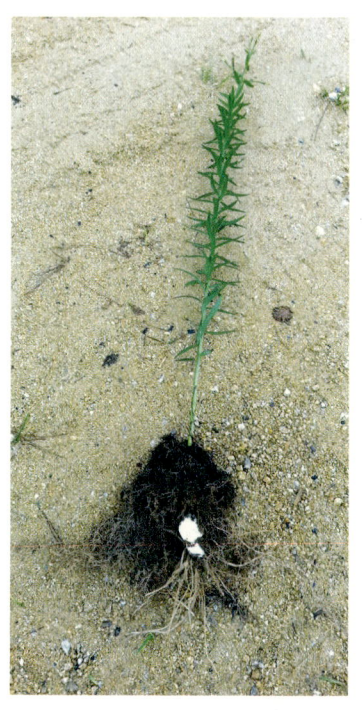

효능 성분이 고르고 독이 없다. 참나리는 한의학에서는 보익약으로 사용된다. 심신불안증, 정신불안, 번민, 기침과 복부 팽만, 통증, 기침 감기 등에 효험이 있다. 사기(기가 빠져 허해진 상태)로 생긴 목창(목에 나는 큰 종기)과 심장 통증을 치료하고 대소변을 잘 내려 보낸다. (위장과 비장, 간장) 중초를 보하고 기를 북돋운다고 『신농본초경』에 씌어 있다.

천궁

천궁은 미나리과 식물로 뿌리를 약으로 쓰기 위해 주로 재배한다. 옛날에 독감이 유행할 때 화로에다 천궁을 태우면 독감바이러스가 집안에 들어오지 못한다 하여 많이 이용했다.

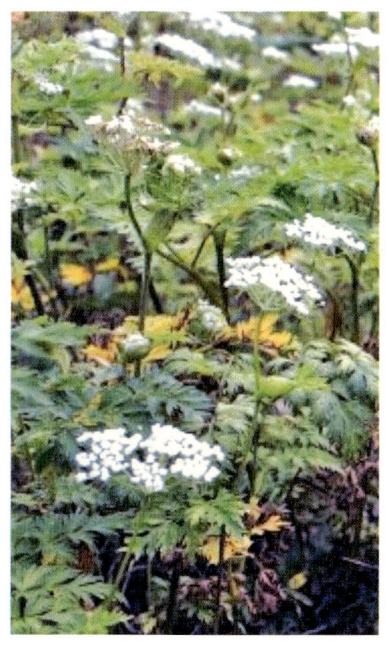

효능 성질이 따뜻하고 매운 맛이 나며 독이 없다. 두통을 멈추고 회충, 요충 등을 없앤다. 땀을 많이 흘리는 사람에게는 쓰지 않는다. 황련과는 상오약이라 같이 쓰지 않는다.

천남성

천남성은 많은 독을 품고 있다. 장희빈에게 내린 사약으로 쓰였다고 하니 그 독성이 가히 짐작된다. 천남성은 전국 습지나 계곡 습한 곳이면 어디서나 흔히 볼 수 있는 식물이다. 꽃은 6~7월에 피고 10월에 열매가 붉게 익는다. 꽃은 반하, 부자와 같은 형태이며 크기는 뿌리의 근이 탁구공 크기로 자란다.

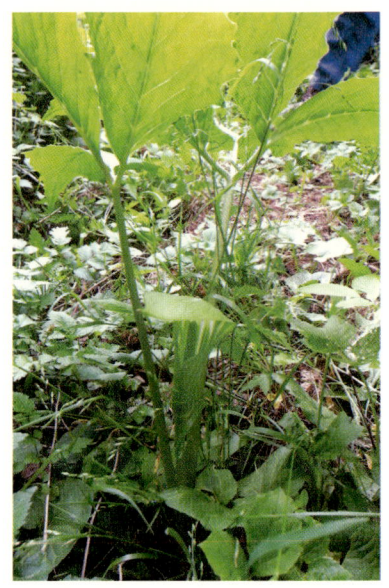

효능 성분이 고르고 많은 독이 있어 함부로 쓰면 안 된다. 담을 삭이고 가슴을 편하게 해주며 기침, 가래, 천식에 좋고 중풍이 와서 마비가 시작될 때 달여 먹으면 막힌 혈관을 풀어주고 좋아질 수 있다. 천남성을 쓸 때는 독이 많으므로 한 달간 백반수에 담그고 수시로 물을 갈아주고 난 후 생강과 같이 써야 한다.

천마

천마는 참나무 숲에서 자란다. 천마 또한 복령, 고사리와 같이 버섯류이다. 이른 봄에 싹이 자라서 하지가 되면 모두 사라진다. 번식은 균사가 끈처럼 연결되어 있다. 마치 담쟁이덩굴의 줄기처럼 멀리까지 연결되었지만 만지기만 해도 쉽게 끊어진다.

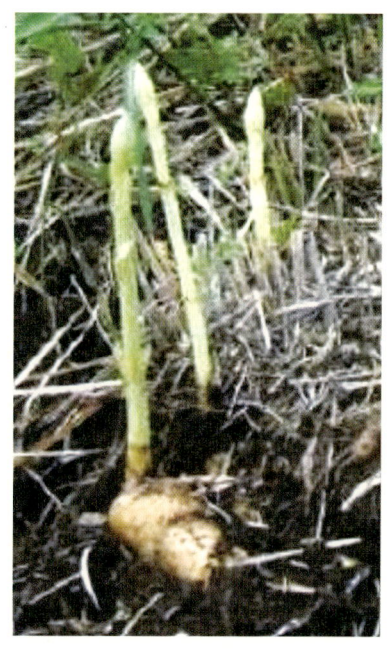

효능 성분이 고르며 독이 없다. 풍습으로 인한 여러 가지 마비 증상, 뇌경색, 중풍 등에서 효험을 보고 있다. 머리가 어지럽고 아플 때도 쓴다. 천마는 두통과 고혈압, 어지럼증에 특효약이라 한다. 천마는 신경을 튼튼하게 하여 신경쇠약, 불면증을 치료하여 오래 복용하면 간, 신장, 폐, 대장이 튼튼해지고 살결이 옥과 같이 고와지며 머리카락이 까맣게 되고 혈액이 깨끗하게 되며 장수한다.

칡

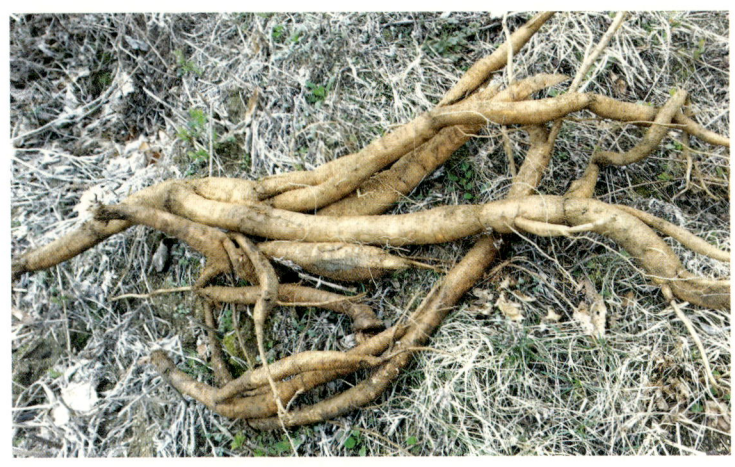

 전국적으로 분포하고 산기슭의 양지쪽에서 잘 자란다. 8~9월에 홍자색 꽃이 피고 열매는 9~10월에 익는다. 한방에서는 여름에 뿌리와 꽃을 채취해서 약으로 쓴다.

효능 성분이 고르고 달며 독이 없다. 감기로 두통이 있을 때, 땀을 나게 하고, 열을 없애고, 갈증을 멎게 한다. 술독을 풀어준다. 열을 내리고 머리 아픈 것을 낫게 하고 혈압을 낮추는 성분이 들어 있다. 꽃은 술독, 구토, 구역질, 식욕 부진, 장출혈 등에 좋다.

파뿌리

총백은 우리 식생활에 없어서는 안 되는 부식품으로 파의 신선한 뿌리를 말한다. 주부들이 하찮게 생각하고 칼로 잘라서 버리는 것이 파뿌리인데 이것의 효능을 제대로 알면 가볍게 생각하지 못할 것이다.

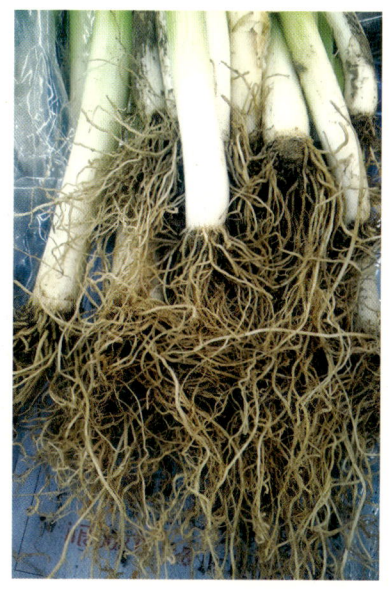

효능 성질이 차고 독이 없다. 땀을 내고 추운 기운을 밖으로 배출시키며 양기를 잘 통하게 한다. 감기나 감기로 인한 두통, 음기가 너무 성하여 양기가 위축되어 있을 때 사용하며 감기로 인한 복통 등에도 탁월한 효능이 있다. 위액의 분비를 촉진시켜 소화를 잘되게 하고 땀을 잘 나게 하며 살충, 살균, 염증이나 종기를 삭이는 효능도 뛰어나다.

하고초

하고초는 꿀풀이라고도 한다. 하고초의 꽃 모양은 화살의 활통과 비슷하다. 옛날에는 어린아이들이 이 꽃의 꿀을 빨아먹기도 했다. 하고초는 생명력이 아주 강하다. 해발 1,500미터가 넘는 고산지대에서 집단으로 서식한다.

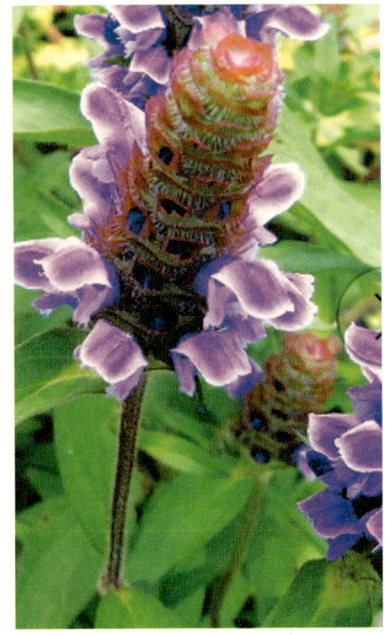

효능 성분이 고르고 독이 없다. 하고초는 약처방에도 나와 있으며 회분과 염화칼리라는 성분으로 되어 있다. 이 풀을 토끼에게 달여주었더니 혈압이 내려가고 호흡 횟수가 늘어나며 심한 이뇨작용을 볼 수 있었다고 한다. 방광염, 뇌염, 각기 등으로 부었을 때 하고초 10그램을 물 300cc에 달여서 식사 사이에 마신다.

하수오

하수오는 『방약합편』에 은초롱은 맛이 달며 흰머리를 검게 하고 얼굴색을 좋게 한다. 그리고 정불구어(정사 불능의 남자) 자식을 낳게 한다고 소개되어 있다.

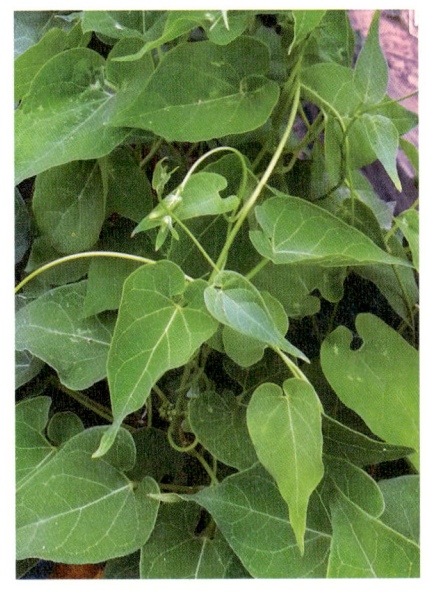

중국을 통일한 진시황은 죽을 생각을 하니 너무 억울하여 죄 없는 신하들에게 화풀이를 하며 세월을 보냈다. 그러던 어느 날 한 백성이 진시황을 찾아와 불로초에 관하여 아뢰기를 "동방 해상에 봉래섬이 있는데 봄에는 금강산이요 여름에는 봉래산이라고 하는데 이곳에 불로초가 있다고 합니다." 진시황은 이 말을 듣고 어느 신하를 보내야 할지 몇 달을 고심했다. 잘못 보내면 그놈이 먹어버릴 것이기 때문에 그래도 믿을 만한 신하는 서복밖에 없는지라 서복을 불러서 당부에 또 당부를 해서 "네가 불로초를 구해 오기만 하면 이 나라 반에 반을 너에게 주어서 네가 왕으로서 한 나라를 다스리게 해줄 것이니라"라고 하였다.

서복은 명을 받고 신이 나서 봉래섬으로 향했다. 몇 달을 배를 타고 걷고 하여 마침내 봉래섬에 도착하니 가을 단풍이 아름답기를 풍악산에 들어온 것이다.
　서복은 이 광경을 보고 그동안 궁에서 살아온 것에 허무를 느껴 인생무상의 길로 들어섰다. 그리하여 서복은 금강산의 산신령이 되었고 서복을 기다리던 진시황은 화병으로 몇 해 못 살고 죽었다고 한다.
　이것이 머리를 검게 하고 피부를 윤택하게 하며 얼굴색을 좋게 한다는 불로초이다.

효능 성질은 따뜻하고 맛이 쓰고 독이 없다. 근골을 튼튼히 하고 부인의 대하증 산후를 치료한다. 머리를 검게 하고 얼굴색을 좋게 하며 오래 먹으면 자식을 낳는다고 한다. 청명한 날 뿌리를 채취해서 대칼이나 돌칼로 껍질을 벗겨서 쌀뜨물에 담갔다가 말려서 쓴다. 철은 금한다.

할미꽃

할미꽃은 묘지나 야산 양지바른 곳에 핀다. 할미꽃은 옛날에 사약으로도 쓰였다고 한다. 옛날 화장실 청소할 때 구더기를 없애는 데 할미꽃 뿌리를 찢어서 넣어두면 구더기가 모두 죽었다고 한다.

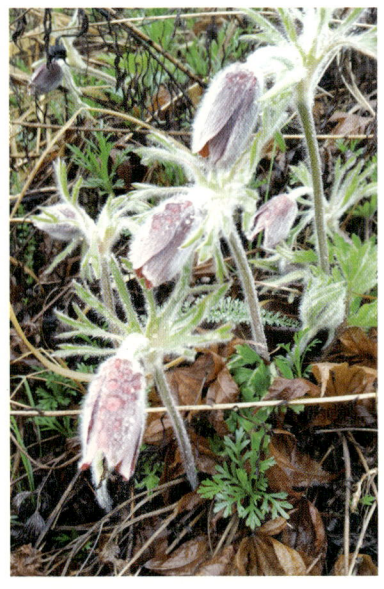

효능 성질이 차고 독이 아주 강하다. 할미꽃은 복통에도 좋지만 심장병, 이질, 부종, 뇌질환을 치료하는 데 신통한 효과가 있다. 할미꽃 뿌리를 잘 법제해서 사용하면 뇌종양을 비롯한 갖가지 암을 고칠 수 있다. 할미꽃 뿌리는 독이 강하므로 함부로 써서는 안 된다.

화살나무

양지바른 기슭이나 숲속에 주로 서식한다. 화살나무의 또 다른 이름은 횟잎나무이다. 봄에 눈이 녹으면 가장 먼저 산을 푸르게 한다. 주부들이 봄나물로 밥상에 먼저 올리는 것이 화살나무의 새순이다.

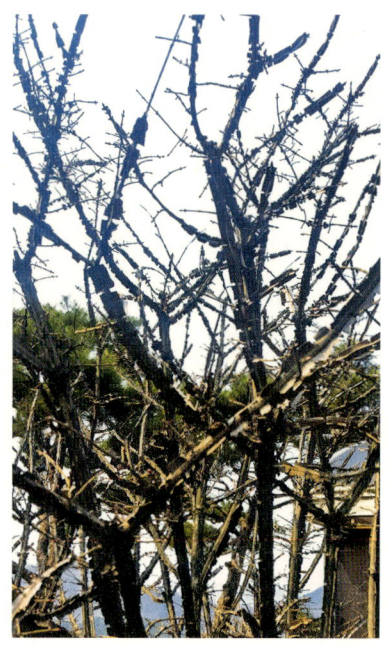

효능 성분이 고르고 독이 없다. 가시 빼는데 묘약으로써 특히 나무의 지느러미를 태워서 밥알로 개어 종이에 발라 박힌 가시에 붙여둔 뒤 3~4시간이 지나면 가시가 밀려나온다고 한다. 또 요즘에는 항암제로 널리 알려져 찾는 사람들이 많다.

황경피(황백)

깊은 산간지대에서 자라며 높이는 20여 미터쯤 자란다. 껍질은 푹신푹신해서 호미자루나 낫자루로 사용해 왔다. 황백은 속의 껍질이 오렌지색과 같아서 붙여진 이름이라 한다. 속의 노란색 껍질은 한약재로 사용한다.

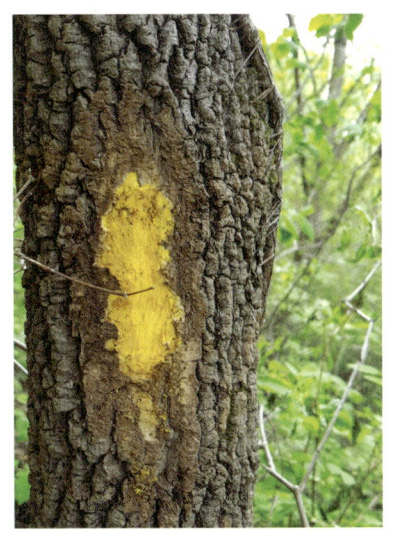

효능 성질이 차고 맛은 쓰며 독이 없다. 화를 내리고 습열을 없애주고 골증, 하혈을 낫게 한다. 생것을 쓰면 실화를 사하고 익혀서 쓰면 위를 상하지 않는다. 술로 법제하면 상초의병을 치료하고 꿀로 법제하면 중초의 병을 치료하며 소금으로 법제를 하면 하초의 병을 낫게 한다. 마른 옻과는 상오약이며 유황독을 억제하며 철을 금한다. 당뇨, 황달, 여자의 적인 백대하증을 낫게 한다. 생맥산에 황백(생것)을 더 넣으면 기운이 샘솟듯 한다고 하였다.

흰 민들레

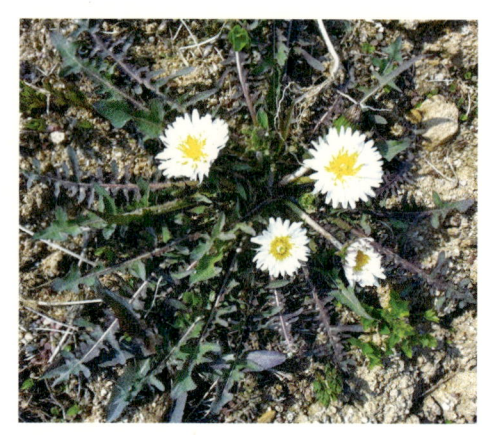

우리나라에 널리 퍼져 있는 노란 민들레는 사방에 지천이다. 그러나 토종인 흰 민들레는 10리에 하나 볼 수 있을 정도로 거의 멸종되고 있었는데 사람들의 입소문을 들어 이제는 농가에서 고소득 작물로 재배하기 시작했다. 머지않아 어디서나 쉽게 구할 수 있으리라 기대한다.

효능 성질이 차고 쓰며 독이 없다. 여성의 유방 종기에 쓰이고 멍울이 생겨 염증이 된 것과 종기가 나서 쑤시고 아픈 것을 치료한다. 천식, 기관지염, 임파선염, 늑막염, 위염, 간염 등 각종 염증에 효과가 있다. 민들레나 고들빼기, 씀바귀의 진을 혀에 대면 쓰면서 아린 맛이 난다. 쓴맛과 아린 맛을 오래 장복하면 연골이 상하여 무릎이 아프다고 하였다. 오래 약으로 쓰려면 쌀뜨물에 4~5시간 담가 그늘에 말린 후 쓰는 것이 좋다.

흰 봉숭아

봉숭아는 예부터 뱀을 쫓아 낸다고 알려져 있다. 우리 선조들은 집의 울타리 밑이나 장독대 옆 밭 둘레 등에 봉숭아를 심어서 뱀의 위험으로부터 안전을 믿어왔다. 실제로 봉숭아에는 뱀이 싫어하는 냄새가 나므로 뱀이 가까이 오지 않는다고 한다. 그렇지만 봉숭아의 약성 또한 놀랄 만하다고 하니 봉숭아는 귀한 식물임이 틀림없는 듯하다.

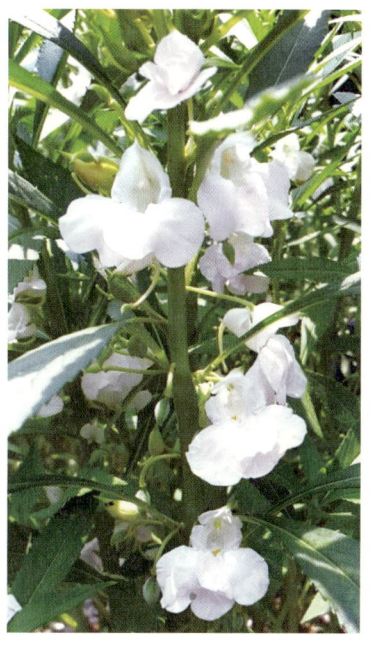

효능 성질이 따뜻하고 독이 없다(꽃에 색이 있는 것은 독이 있다). 봉숭아는 단단한 것을 물렁물렁하게 하는데 불가사의한 효력이 있다. 흰 봉숭아는 요통, 불임증, 적취(뱃속에 딱딱한 덩어리가 뭉쳐 있는 병), 어혈, 신장결석, 요로결석 등에 신비한 효력이 있다. 소화기 계통에 있는 암에도 특효라 한다. 약으로 쓸 때는 더 자세히 문의한 후 쓸 것을 권장한다. 약을 복용할 때는 치아가 닿지 않도록 해야 한다.

곡물류 모음

기장쌀(서미)

성질이 따뜻하고 맛이 달아 몸을 보해 준다. 소음인에게 맞는다. 그렇지만 약간 독이 있기 때문에 오랫동안 복용하면 답답한 증이 생기며 오장의 기능에 장애를 일으킨다.

녹두(록두)

성질이 차고 맛이 달며 독이 없다. 온갖 중독을 풀어주고 번갈증과 여러 열증을 낫게 한다. 종기를 없애고 기를 내려주며 소갈을 그치게 한다. 베개 속에 녹두를 넣어 두면 눈이 밝아지고 두풍과 두통을 치료한다.

메밀

옛날에는 강원도 평창, 진부, 대관령을 중심으로 높은 산악지대에서 주로 재배했는데 메밀만 2모작이 가능하기 때문이다. 가을에 보리를 파종하여 이듬해 6월 하

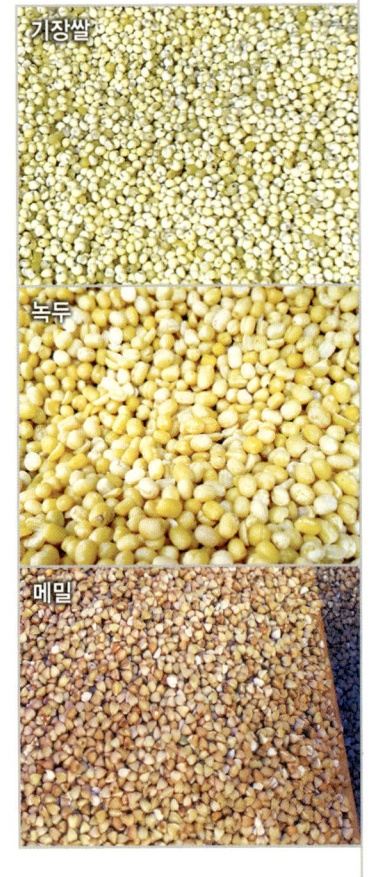

순에 수확하면 7월에 다시 심어서 결실을 볼 수 있는 작물은 메밀 밖에는 없었다. 지금은 품종이 다양하지만 겨울이 일찍 오는 높은 산간에 메밀보다 더 맞는 작물은 없었다.

성질이 아주 차고 독이 없다. 메밀에는 루틴이 함유되어 있어 모세혈관을 보호하고 찬 성질이기 때문에 몸의 열을 없앤다. 위나 간의 열을 내리고 가시가 박힌 것을 빠지게 한다(메밀가루를 식초에 반죽해서 가시가 박힌 곳에 붙여두면 가시가 나온다고 한다. 특히 대나무 가시에 좋다고 한다).

메좁쌀(황량미)

성질이 평하고 달다. 번갈증을 없애고 기운을 돋운다. 곽란으로 토하고 설사하는 것을 멎게 한다.

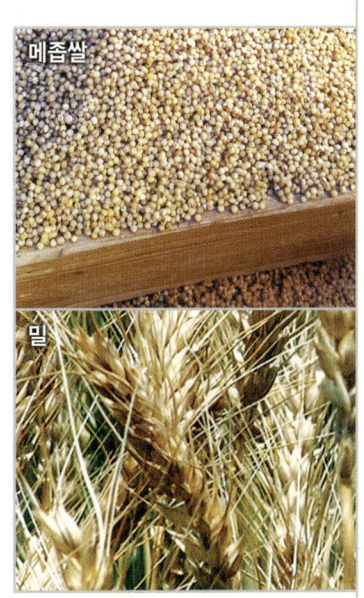

밀(소맥)

성질이 약간 차고 맛이 달며 독이 없다. 번열을 없애며 갈증을 멎게 한다. 소변을 잘 보게 하고 간혈을 보한다. 밀의 성질은 서늘하지만 밀가루의 성질은 따뜻하고 맛이 달다. 밀가루는 기를 보하고 옹종을 삭히며 어혈을 헤친다(『본초』). 밀 쭉정이(부소맥)는 열을 내리고 땀을 멎게 한다.

보리(대맥)

성질이 따뜻하고 맛이 짜며 독이 없다. 보리 싹은 차지만 보리쌀은 따뜻해 몸을 데우는 데 좋으며 허한 것을 보해 주고 기운을 돋운다(『본초』). 비위를 조화시켜 설사를 잘 멎게 한다.

붉은 팥(적두)

성질이 평하고 맛이 달면서 시고 독이 없다. 부기를 내리고 고름을 빼는 데 효과가 있다. 갈증을 멎게 하고 소변을 잘 보게 한다. 열이 있어 종기가 헐은 것을 없애주고 나쁜 피를 흩어버린다(『본초』).

수수쌀(출촉)

성질이 따뜻하고 맛은 달고 떫다. 구토와 설사를 멎게 하는 데 효과가 있다. 곽란, 이질 등에 사용한다. 효능은 기장쌀과 같다.

쌀(경미)

성질이 평하고 달다. 비위를 조화시키면서 뼈를 튼튼하게 한다. 양기를 잘 보해 주고 갈증과 설사를 멎게 한다. 쌀을 두 번 씻은 물을 마시면 갈증이 해소되고 오줌이 잘 나온다(『본초』).

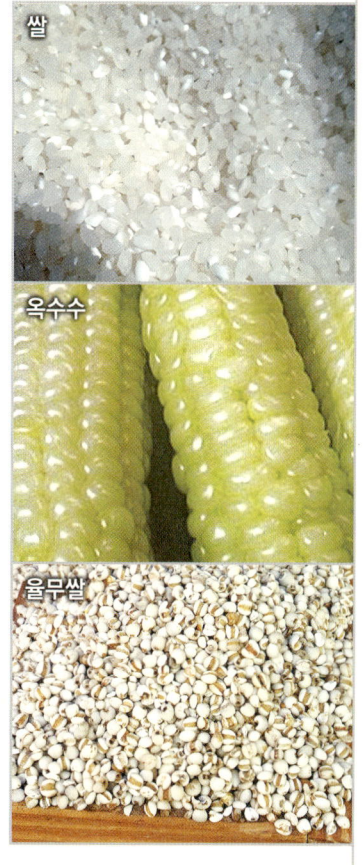

옥수수(옥촉서)

성질이 평하다. 음식 맛을 돋우고 염병 치료하는 데 뿌리나 잎을 쓴다.

율무쌀(의이인)

성질이 약간 차고 맛이 달며 독이 없다. 폐기로 생긴 기침에 효과가 뛰어나 복용하면 피고름과 기침을 치료할 수 있다. 오래 먹으면 밥맛을 촉진시키고 성질이 누그러져 투기를 않게 되니 다른 약보다 배로 써야 효과를 볼 수 있다. 오래 먹으면 손이나 발의 사마귀가 없어진다.

좁쌀(속미)

성질이 차고 맛이 짜다. 독성은 없다. 기운을 돋우고 오줌을 잘 나오게 하며 신(腎) 또한 보하면서 위의 열을 내린다.

찹쌀(나미)

성질이 차고 맛이 달면서 쓰고 독이 없다. 오래된 것은 더위를 내며 몸을 잘 보해 주고 곽란을 멎게 한다. 오랫동안 먹으면 여러 경락에 기가 몰려서 팔다리를 잘 못 쓰고 풍증을 일으키고 기를 동하게 한다. 찹쌀 씻은 물은 갈증을 멈추고 독을 풀어 준다(『본초』).

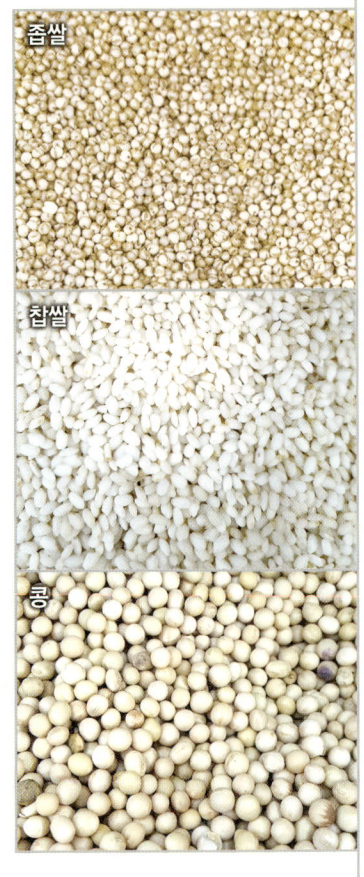

콩(대두)

성질이 고르고 평하며 독이 없다. 오장을 보하고 12경맥을 도우며 속을 고르게 하고 장과 위를 따뜻하게 하니 오래 먹으면 체중이 늘어난다. 검은 것과 흰 것 중에 검은 것은 약으로 쓰고 흰 것은 식용으로 쓴다.